MW00678809

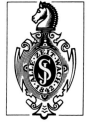

W.-H. Hein   W.-D. Müller-Jahncke

KOSTBARKEITEN
aus dem
Deutschen Apotheken-Museum
Heidelberg

Photographien von L. Baur

Springer-Verlag
Berlin Heidelberg New York
London Paris Tokyo Hong Kong
Barcelona Budapest

W.-H. Hein   W.-D. Müller-Jahncke

TREASURES
from the
German Pharmacy Museum
Heidelberg

Photographs by L. Baur

Springer-Verlag
Berlin Heidelberg New York
London Paris Tokyo Hong Kong
Barcelona Budapest

Professor Dr. WOLFGANG-HAGEN HEIN
Falkenstraße 56
6232 Bad Soden

Professor Dr. WOLF-DIETER MÜLLER-JAHNCKE
Deutsches Apotheken-Museum
Geschäftsstelle, Friedrichstraße 3
6900 Heidelberg

LOTHAR BAUR
Keplerstraße 55
6900 Heidelberg

Englisch von:

MATHIAS BLAUROCK
Brüder-Grimm-Straße 65
6415 Petersberg

ISBN 3-540-56156-0 Springer-Verlag Berlin Heidelberg New York

Die Deutsche Bibliothek – CIP-Einheitsaufnahme
Kostbarkeiten aus dem Deutschen Apotheken-Museum,
Heidelberg / W. H. Hein ; W.-D. Müller-Jahncke. - Berlin ;
Heidelberg ; New York ; London ; Paris ; Tokyo ; Hong Kong ;
Barcelona ; Budapest : Springer, 1993
ISBN 3-540-56156-0
NE: Hein, Wolfgang-Hagen; Müller-Jahncke, Wolf-Dieter

© Springer-Verlag Berlin Heidelberg 1993
Printed in Germany

Satz, Druck und Bindearbeiten: Appl, Wemding
29/3145-5 4 3 2 1 0 – Gedruckt auf säurefreiem Papier

Vorwort

Wer das Deutsche Apotheken-Museum im Heidelberger Schloß besucht hat, wird sich gerne an die vielen Kostbarkeiten, die er in der Ausstellung bewundern durfte, erinnern. Um dem Wunsch, diese Erinnerung von Zeit zu Zeit aufzufrischen, entsprechen zu können, entstand das vorliegende Bildwerk, dessen Texte Prof. Dr. Wolfgang-Hagen Hein und Prof. Dr. Wolf-Dieter Müller-Jahncke verfaßt haben; Lothar Baur fotografierte die Objekte. Da das Deutsche Apotheken-Museum von der Deutschen Apotheken Museum-Stiftung getragen wird, haben alle deutschen Apotheker Anteil an „ihrem" Museum. Die Auswahl von 75 Kostbarkeiten aus dem Deutschen Apotheken-Museum muß unvollständig bleiben und kann nicht jedem Anspruch gerecht werden. So mag der eine das Fehlen von pharmazeutischem Arbeitsgerät bemerken, der andere modernere Objekte aus dem Bereich der pharmazeutischen Technologie vermissen. Da jedoch bei diesem Bildband weniger die Funktionalität als die Ästhetik im Vordergrund stand, nahmen Autoren und Fotograf die nun vorliegende Auswahl vor. Dabei folgten sie dem chronologischen Prinzip, beginnend mit einer persischen Fayence des 14. Jahrhunderts bis hin zu einer Jugendstilkachel mit der Symbolfigur für „Arzney". Mag diese Auswahl auch subjektiv sein, so liegt ihr doch der ästhetische Reiz zugrunde, den die Gegenstände, mit denen sich der Apotheker umgab, heute ausüben. Als Präsident der ABDA – Bundesvereinigung Deutscher Apothekerverbände – begrüße ich das Erscheinen dieses Werkes, das das breite Spektrum der Pharmaziegeschichte und der Geschichte des Apothekerstandes im Deutschen Apotheken-Museum widerspiegelt.

KLAUS STÜRZBECHER

ABDA – Bundesvereinigung Deutscher Apothekerverbände
Frankfurt am Main
März 1993

Foreword

Anyone who has ever visited the German Pharmacy Museum in the Heidelberg Castle thinks back with pleasure to the many treasures he admired there. In response to the wish for some means of refreshing these memories, this little volume of illustrations was created with texts by Prof. Dr. Wolfgang-Hagen Hein and Prof. Dr. Wolf-Dieter Müller-Jahncke and photography by Lothar Baur. Since the German Pharmacy Museum is funded by the German Pharmacy Museum Foundation, each pharmacist in Germany participates in "his" or "her" museum. The selection of seventy-five treasures from the German Pharmacy Museum must necessarily be incomplete and cannot answer every expectation. The one might complain that pharmaceutical tools are missing, the other that there are no modern objects from the realm of pharmaceutical technology. Since the guiding principle behind this volume was aesthetic rather than functional, the authors and photographer made the choices you see here. The treasures are arranged in chronological order, beginning with a Persian faience from the 14th century and ending with contemporary medals portraying SS. Cosmas and Damian. Although the selection was subjective, there is a common factor: the aesthetic appeal radiated by each of these objects which once surrounded the pharmacist. As the president of the German national pharmacy association *Bundesvereinigung Deutscher Apothekerverbände*, the ABDA, I welcome the publication of this book reflecting the broad spectrum of the history of pharmacy and the pharmaceutical profession revealed in the German Pharmacy Museum.

KLAUS STÜRZBECHER

ABDA – Bundesvereinigung Deutscher Apothekerverbände
Frankfurt am Main
March 1993

Einführung

Wenn der Besucher des Heidelberger Schlosses durch den Torturm den Schloßhof betritt und bis zum „Brunnenhaus" geht, so sieht er auf der rechten Seite des Hofes die Fassade des Ottheinrichbaues, den Kurfürst Ottheinrich von der Pfalz während seiner kurzen Regierungszeit von 1556 bis 1559 erbauen ließ. In dem hohen Sockelgeschoß dieses schönsten und bedeutsamsten Renaissancebauwerks Deutschlands liegt unter einer doppelläufigen Freitreppe das Portal zum Deutschen Apotheken-Museum. Dieses Museum, das bereits 1937 gegründet und 1938 in München eröffnet wurde, konnte dort nur bis 1944 der Öffentlichkeit zugänglich gemacht werden. Von Brandbomben getroffen, brannte das Deutsche Apotheken-Museum in München fast vollständig aus. Die Restbestände der einzigartigen Sammlungen brachte man nach dem Krieg notdürftig in Bamberg unter. Auf der Suche nach geeigneten Räumen in einem verkehrsgünstig gelegenen Ort fiel die Wahl auf Heidelberg. Die Neueinrichtung des Museums nahm Dr. Werner Luckenbach (1900–1982) vor, dem es gelang, die aus vier Jahrhunderten stammenden Ausstellungen der verschiedensten Art und Herkunft in die historischen Räume so einzufügen, daß sie die Entwicklung des Apotheken- und Arzneimittelwesens eindrucksvoll erschließen.

Die vorliegende Auswahl von 75 Kostbarkeiten aus dem Deutschen Apotheken-Museum erhebt weder den Anspruch, einen vollständigen Katalog des Museums wiederzugeben, noch gar eine Geschichte des Apothekenwesens und der Arzneimittel zu schreiben. Vielmehr sollen diese Kostbarkeiten stellvertretend für den weiten Bereich gezeigt werden, in dem sich die Bildende Kunst mit der Pharmazie zusammenschloß. Durch diese gegenseitige Einwirkung sind einzigartige Formen entstanden, denen man oft noch ihre Zweckbezogenheit ansehen kann. Da die begleitenden Texte zu den Abbildungen nur in knapper Form auf die Funktion der Gegenstände eingehen können, sollen folgende knappe Bemerkungen dem Verständnis der Bilder und Texte beitragen.

Grundsätzlich kann man im apothekarischen Bereich zwischen Handwerkszeugen und Aufbewahrungsgefäßen unterscheiden. Zu den Handwerkszeugen zählen die Reibschalen und die nah verwandten Mörser als älteste Zerkleinerungswerkzeuge. Zur Herstellung dieser

Mörser diente Stein, Achat, Elfenbein, Glas und Holz. Vornehmlich aber wurde Bronze (Kupfer-Zinn-Legierung) oder Messing (Kupfer-Zink-Legierung) verwendet. Ältere Bilder machen deutlich, daß man sich pharmazeutischen Arbeiten zum Zerkleinern frischer und getrockneter Pflanzen und Tierteile, zum Stoßen von mineralischen Substanzen mit Hilfe eines Pistills bestimmter Mörser bediente.

Die sogenannten Bronzemörser, eine Sondergruppe, begegnen sowohl in Nord- als auch in Süddeutschland seit dem 14. Jahrhundert. Ihre Fertigung lag seit dieser Zeit vornehmlich in den Händen der mehrheitlich zunftmäßig organisierten „Grapengießer" (‚Grafengießer', ursprünglich Hersteller von Keramik) und der „Apengeter" (‚Affengießer', deren Name sich wohl von den Affen und anderen grotesken Tierfiguren an den Bronzen herleitet). Auch „Rotgießer" (Bronze) und „Gelbgießer" (Messing) beteiligten sich an der Mörserproduktion. Analog zur Fertigung von Glocken oder Geschützrohren wurden Mörser vornehmlich im Gußverfahren hergestellt.

Die stilistische Entwicklung der nord- und süddeutschen Mörser verlief seit dem 15. Jahrhundert unterschiedlich. Während sich im Süden der gefälligere „Nürnberger Stil" durchsetzte, blieb die Formgebung im nördlichen Deutschland noch längere Zeit der überkommenen „gotischen" Tradition verhaftet. Neuzeitliche Zuschreibungen älterer Stücke an Urheber und Auftraggeber bergen manche Unsicherheiten. In aller Regel können Mörser nur dann einem bestimmten Urheber zugesprochen werden, wenn Selbstnennung, Punzen oder Inschriften vorliegen oder sich der Auftraggeber durch Namensnennung zu erkennen gibt. Was die nicht signierten Mörser anbelangt, so dürfte deren Mehrzahl nicht aus dem professionell-apothekarischen Bereich stammen; vielmehr ist anzunehmen, daß sie als Haushaltsgerät, Prunk- oder Geschenkmörser die Menschen des 15. bis 18. Jahrhunderts begleiteten.

Ebenso wichtig wie der Mörser als Handwerkszeug war die Waage für den Apotheker. Die älteste Form der Waage begegnet in der zweiarmigen Waage, die aus Waagebalken und an zwei Schnüren oder Fäden befestigten Waagschalen bestand. Als Material für die Waagschalen fanden zunächst Tuch oder Leder, späterhin auch Holz- und Metallplatten Verwendung. Bereits in der Antike (ägypt. Reiche, Babylonien) unterschied man zwischen beweglichen Handwaagen für kostbares Wägegut wie Gold, Silber und Edelsteine, Arzneimittel und Drogen – späterhin auch Münzen – gebraucht und fest aufgehängte Großwaagen, mit denen man größere Mengen abzuwiegen pflegte. Neben die zweiarmige Waage trat in römischer Zeit dann ein zweiter Waagentypus: die ungleicharmige Laufgewichts- oder Schnellwaage mit aufgesetztem Gewicht.

Wie Abbildungen des 16. und 17. Jahrhunderts zeigen, benutzte man in den Apotheken zum Abwägen der Arzneistoffe vornehmlich die Handwaage mit nach oben gerichteter, am Balken befestigter Waagenzunge und Waagschalen aus Metall (Messing, Eisen, Kupfer), Horn oder Elfenbein. Als Zusatzgerät dienten spätestens seit dem 17. Jahrhundert Waagenhalter, die man auf den Rezepturtisch montierte; die dienten dazu, mehrere Handwaagen aufzuhängen. Im 17. Jahrhundert kamen Standwaagen auf, die sich aus den Probierwaagen des 16. Jahrhunderts entwickelt hatten. In späterer Zeit umgab man die Standwaage mit einem Holzkasten, um äußere Einflüsse wie Staub oder Feuchtigkeit vom Wägevorgang fernzuhalten. So wurde die Wägegenauigkeit der Standwaage weiter erhöht.

Ebenso wichtig wie die Waagen waren die Gewichte für den Apotheker. Ursprünglich wurden Naturmaße verwendet. Um 670 n. Chr. lassen sich dann in Griechenland erste Gewichtsmaßeinheiten (Talent, Mine, Drachme, Obolos, Halbobolos, Chalkus) nachweisen. Das Römische Reich kannte als Richtgewichtsmaß das Pfund (libra oder as = 327.45 g), das nach dem Duodezimalsystem unterteilt war. Das römische Geldpfund (pondus aurarium et argentum) galt noch im frühneuzeitlichen Italien als Grundgewicht.

Trotz mancher Verbesserungsvorschläge blieb das Gewichtssystem im arzneilichen Bereich bis in die frühe Neuzeit uneinheitlich. Erst ein Ratserlaß der Freien Stadt Nürnberg vom 1. Juni 1555, der als Leitgewicht die städtisch-Nürnbergische Silberunze, die gleichzeitig die Grundlage des Münzgewichts bildete, vorschrieb, führte nach der Übernahme durch andere Städte im deutschen Kulturgebiet zu einer Konsolidierung und Vereinheitlichung der Gewichtssysteme. Mit dem Nürnberger Medizinalgewicht setzten sich im deutschen Kulturgebiet auch die vornehmlich von Rotgießern Nürnbergs gefertigten Einsatzgewichte durch. Diese aus Bronze gefertigten, kegelstumpfartig geformten Gewichtssätze enthielten eine größere Anzahl ineinandergesetzter, schüsselförmig gearbeitete Einzelgewichte und wurden sowohl im Handel als auch – wenn ihr Gewicht dem Medizinalpfund und seinen Teilen entsprach – in Apotheken benutzt. Das Gewichtssystem wurde im Deutschen Reich erst 1872 auf das Dezimalsystem, das bis heute Gültigkeit besitzt, umgestellt.

Entgegen den Handwerksgeräten erlebten die Aufbewahrungsgefäße der Apotheken einen erstaunlichen Formenreichtum. Hier sind
zunächst Fayencen zu nennen, die ursprünglich aus Persien kamen.
Bereits im 14. Jahrhundert entstanden in Spanien eigenständige Erzeugnisse. Über die Insel Mallorca wurde die „hispano-maureske"
Ware nach Mittelitalien exportiert und dort insbesondere in der Stadt
Faenza kopiert. Die von den Arabern ererbte Kunst der Töpferwaren-
herstellung für Haushalt und Handel breitete sich von Faenza zunächst
nach Palermo und Venedig, späterhin nach Lyon und Antwerpen aus.

Italienische Fayenzen sind vornehmlich polychrom bemalt und ge-
langten sowohl als allgemein gebräuchliche Töpferware als auch als
spezielle Aufbewahrungsgefäße für einfache Arzneimittel (Simplicia)
oder zusammengesetzte Arzneien (Composita) auf den Markt. Sie
dienten als Vorlagen für nordeuropäische Hafner; vermutlich haben um
1530 erstmals in Nürnberg Töpfer italienische Fayencen imitiert. Um
1600 gingen Antwerpener Töpfer dazu über, die weißgrundige Irdenware mit in Kobaltblau gehaltenem Blattdekor (‚à la foglie') zu bema-
len und mit Zinnglasur zu überziehen, ein Verfahren, das zur Mitte des
17. Jahrhunderts insbesondere von Delfter Manufakturen übernommen wurde.

Die Ausbreitung der Fayencen im nördlichen Europa, und hier vor
allem in deutschen Gebieten, erfolgte vornehmlich durch holländische
Töpfer: 1661 gründeten sie die Manufaktur zu Hanau und 1678 diejeni-
ge zu Berlin.

Fast alle bislang bekannten Manufakturen stellten auch Gefäße her,
die man durch pharmazeutische Aufschriften als Apothekengefäße
kenntlich machte und in mehreren Formen feilbot: Neben den Albarelli
finden sich Kannen (meist für Sirupe), Flaschen (zur Aufbewahrung
destillierter Wässer) oder einfach gestaltete Töpfe mit bauchigem
Gefäßkörper und weiter Mündung. Im Unterschied zu den polychromen
Fayencen Italiens mit ihrem reichen, häufig Kriegsgerät aufweisenden
Dekor (‚à trofeo') oder ihren Darstellungen von Menschenköpfen oder
mythologischen Szenen geben sich deutsche Fayencen auch der Frühzeit
schlichter und weniger ornamental. Die Erfindung des weißen Porzellans durch Johann Friedrich Böttger (1682–1719) im Jahre 1708 mit
seinen durchweg besseren physikalischen Eigenschaften auch zur Aufbewahrung von Arzneimitteln führte zum Niedergang der Fayence-
gefäßproduktion. Die im Jahre 1708 gegründete Dresdner Fayenceman-
faktur stellte für die Hof-Apotheke August des Starken (1670–1733)

auch Apothekengefäße her. Seit dem beginnenden 19. Jahrhundert begann sich das Porzellan in der Apotheke durchzusetzen. Die Aufbewahrungsgefäße werden seither durchweg in Porzellan oder Glas gefertigt, wobei eine stupende Formenschlichtheit zu beobachten ist.

Neben den Fayencen und Porzellanen wurden Arzneimittel in der Apotheke vor allem in Gläsern aufbewahrt. Glas war zwar den frühen Hochkulturen bekannt, wurde als Gefäßmaterial erst im römischen Reich stärker genutzt. Nach dem Zerfall des Imperiums trat es als Werkstoff für Gefäße in den Hintergrund, bis im 15. Jahrhundert über Venedig (Murano) die Kunst des Glasblasens in den Norden Europas vordrang und in den waldreichen Gegenden Thüringens, Böhmens und Sachsens mehrere Zentren der Glasherstellung entstanden.

Wirft man einen Blick auf die frühe Gesamtproduktion gläserner Aufbewahrungsgefäße, so fällt es schwer, allein für den Haushalt, Handel, Gastwirtschaften oder Apotheker bestimmte Formen festzustellen. Erst im 17. Jahrhundert setzt ein Differenzierungsprozeß ein, in dessen Folge bemalte und nur für den Gebrauch in Apotheken beschriftete Gläser begegnen. Es finden sich nun das Weithals-Zylinderglas (zur Aufbewahrung größerer Mengen an Pulvern oder zerkleinerten Drogen), die Glasflasche, die Vierkant-Glasflasche oder das Weithals-Vierkantglas, letzteres auch in Würfelform.

Die Bemalung der meist hellen, durchsichtigen und ungefärbten Gläser erfolgte zunächst in Kaltmalerei, das heißt, durch Auftragen von Ölfarben auf den Corpus. Später wurde die Emailmalerei entwickelt (auch: Schmelzmalerei), bei der man Metalloxid-Farben bei geringer Hitze auf die Oberfläche des Glases einbrannte. Die Verbreitung der Emailmalerei-Apothekengläser blieb im 17. und 18. Jahrhundert vornehmlich auf Mitteldeutschland beschränkt, da Transport und Zölle einen Export über weite Strecken unverhältnismäßig verteuerten. Mithin stammt die Mehrzahl der heute erhaltenen Gläser aus diesem Raum. Oftmals läßt sich ihr Entstehungsort mangels Herstellermarkierungen nicht genauer bestimmen.

Auch Holz-, Zinn- und Silbergefäße dienten als Aufbewahrungsgefäße. Sowohl ihrer chemisch-physikalischen Indifferenz als auch des einfachen Materials wegen dürften Holzbüchsen zu den frühesten Aufbewahrungsgefäßen der Apotheker gehört haben. Darauf weisen bildliche Darstellungen zylindrisch geformter und mit Wappenschildern geschmückte Holzgefäße des 15. Jahrhunderts sowie eine aus der gleichen Zeit stammende frühe Serie von Holzdosen aus Krems a. d. Donau hin. Die Mehrzahl der heute bekannten dürfte allerdings erst aus dem 18. Jahrhundert stammen. Holzbüchsen dienten vornehmlich dazu, zerkleinerte Drogenteile, Pulver oder mineralische Substanzen aufzunehmen.

Auch Aufbewahrungsgefäße aus Zinn, die in der Mehrzahl eingedickte, musartige Arzneiformen enthielten, standen in den Apotheken. Zinn war als Material für Eß- und Trinkgeschirr weit verbreitet, aber aufgrund seines Wertes scheint man in Apotheken Zinngefäße seltener gebraucht zu haben.

Die Arzneiaufbewahrung in Edelmetall-Behältern war durchaus unüblich. Dennoch stößt man in der von Meister Hans Lenkart gefertigten Reiseapotheke auf Silber, und zwar als Material für sieben kleine Gefäße, Aderlaßschüssel, Schnepper und diverse Löffel. Die Ausstattung von Reiseapotheken mit Edelmetallen war sicherlich nur Personen von Stand vorbehalten; andere Reiseapotheken weisen Zinn- oder Glasgefäße auf.

Neben den apothekarischen Handwerkzeugen und den Aufbewahrungsgefäßen zeigt die Auswahl von 75 Kostbarkeiten aus dem Deutschen Apotheken-Museum auch noch viele andere Objekte, die die Verbindung von Pharmazie und Kunst widerspiegeln: So die Gemälde und Medaillen auf berühmte Apotheker, die Apothekenwahrzeichen, die Schutzheiligen von Pharmazie und Medizin, Kosmas und Damian und nicht zuletzt die antiken Heilgötter Aesculap und Hygieia. Es würde zu weit führen, in diesem kurzen Überblick die Entwicklung der Heilkunde in breiterer Form darzustellen, doch wird sich dem Leser und Betrachter des vorliegenden Werkes jenes weite Panorama eröffnen, das Medizin und Pharmazie, Arzneimittel und Apotheke darbieten.

Frankfurt/Main und Heidelberg,   WOLFGANG-HAGEN HEIN
im März 1993   WOLF-DIETER MÜLLER-JAHNCKE

Introduction

When visitors to the Heidelberg Castle pass through the tower gate and enter the castle courtyard as far as the "well-house", they see on their right the facade of the Ottheinrich Building. Erected during the short reign (1556–1559) of Prince Electorate Ottheinrich of the Palatinate, it is the loveliest and most significant Renaissance building in Germany. The portal of the German Pharmacy Museum lies under the double outside staircase on the ground floor. Although the museum was founded in 1937 and opened to the public in 1938 in Munich, it remained open only until 1944, when it was hit by incendiary bombs and gutted by fire. After the war, the remains of this unique collection were given a provisional home in Bamberg. When a new, easily accessible location was sought, Heidelberg was chosen. Dr. Werner Luckenbach (1900–1982) undertook the reestablishment of the museum. He was so successful at integrating four centuries of displays of all types and origins into the historical rooms that the result is an impressive, revealing survey of the development of pharmacy and pharmaceuticals.

The present selection of 75 treasures from the German Pharmacy Museum neither claims to be a complete catalogue of the museum nor attempts to represent a history of pharmacy and medicines. Rather, these treasures are meant to give the reader an impression of that wide range where art joins pharmacy. The influence of each upon the other led to the development of unique forms which often still reflect their utility. Since the accompanying texts can only briefly explain the function of the objects illustrated, the following short remarks are intended to contribute to a better understanding of pictures and texts.

In general, one can distinguish within the pharmaceutical realm between instruments and storage vessels. Among the instruments, the grinding bowl and the closely related mortar are the oldest tools for crushing and grinding. Stone, agate, ivory, glass and wood were used to make these mortars, but the most commonly used materials were bronze (a copper-tin alloy) or brass (copper-zinc). Older pictures clearly show that certain mortars were used with a pestle to crush fresh and dried plants and animal parts and to grind mineral substances.

The bronze mortars, a group in and of themselves, can be found in northern and in southern Germany from the 14th century on. At that time they were produced primarily by the *Grapengießer* ("counts' founders", originally makers of pottery), who for the most part were organized in guilds, and the *Apengeter* ("ape founders", presumably so named from the apes and other grotesque figures decorating their bronze pieces). Brass and bronze founders also took part in mortar production. Like bells and cannons, mortars were made primarily by casting.

The stylistic development of northern and southern German mortars began to diverge in the 15th century. Whereas the more pleasing "Nuremberg style" dominated in the South, the form of northern German mortars long remained under the influence of the traditional, "Gothic" style. The modern attribution of old pieces to particular craftsmen and patrons has a number of intrinsic uncertainties. As a rule, mortars can only be attributed to a specific craftsman when names, marks or inscriptions are present or when the patron has his name engraved in the piece. Most of the unsigned mortars from the 15th to the 18th century were probably not used in pharmacies, but served as household items, showpieces or gifts.

The scales were as important an instrument to the pharmacist as the mortar. The oldest form of the scales was the two-armed balance consisting of a beam and a pan connected to each end with string or cord. Initially, fabric or leather was used for the pans. Later, they were also made of wood and metal. Even in the Egypt and Babylon of antiquity, a distinction was made between portable hand scales for precious goods such as gold, silver, gems, medicines and drugs – and, later, coins – and large, stationary scales used to weigh larger quantities. In Roman times a second type appeared alongside the two-armed balance: the one-armed scale fit with a sliding weight.

As illustrations from the 16th and 17th centuries show, apothecaries generally used hand scales to weigh medicines. These had a needle attached to the beam which pointed up; the pans were made of metals such as bronze, iron or copper, or of horn or ivory. By the 17th century at the latest, scale stands mounted on the dispensing table had become a common aid. Several hand scales could be hung up on them. In the 17th century table balances came into use which had been developed from the assay balances of the 16th century. Later the table scales were placed in a wooden box to prevent external influences such as dust or moisture from affecting the weighing process. This further increased their accuracy.

Weights, of course, were a crucial part of any weighing device. Originally, natural measures were used. The first units of weight can be found in Greece around 670 A.D.: the talent, mina, drachma, obolus, half obolus, and chalkus. The Roman Empire's standard unit of weight was the pound (*libra* or *as*=327.45 g), which was subdivided according to the duodecimal system. The Roman monetary pound (*pondus aurarium et argentum*) was still in use in early modern Italy as a unit of weight.

Despite numerous suggestions for improvement, the system of apothecaries' weights was not standardized until early modern times. It was not until June 1, 1555, when a decree of the Council of the Free City of Nuremberg established the Nuremberg silver ounce as the standard unit of weight that a consolidation and standardization of weight systems got under way as other cities in the German-speaking region also adopted it for their own use. The Nuremberg silver ounce was also used as a basis for coin weight. Along with the Nuremberg units of medicinal weight, the sets of nesting weights produced by Nuremberg's brass and bronze founders also became a sort of standard in the German-speaking states. These cone-shaped stacks of bronze weights consisted of a large number of bowl-shaped nesting weights. The sets were used both in commerce and, when their weight corresponded to the medicinal pound and its subunits, in pharmacies. In Germany, the system of weights was not converted to the decimal system in use today until 1872.

In contrast to the apothecaries' instruments, their storage vessels came in an astonishing variety of forms. First and foremost, of course, we must mention the faiences, which originated in Persia. European production began in the 14th century in Spain. This "Hispano-Moresque" ware was exported from the island of Mallorca to central Italy, where it was copied, particularly in the town of Faenza. The Arabian manner of producing pottery for household and commerce spread first from Faenza to Palermo and Venice and later to Lyon and Antwerp.

Italian faiences usually had polychrome decoration. They were marketed for general use as well as for the storage of simple medicines (*simplicia*) and compound medicines (*composita*). Italian pottery was then copied by northern European potters; Nuremberg potters probably first imitated Italian faiences around 1530. About 1600 Antwerp potters began to paint their white earthenware with cobalt-blue foliage designs (*à la foglie*) and to coat it with a tin glaze. This method was adopted in the middle of the 17th century by factories in Delft.

The spread of faiences in northern Europe, particularly in German regions, is due mostly to Dutch potters. In 1661 they founded a manufactory in Hanau, followed in 1678 by one in Berlin.

Almost all of the manufactories known so far also produced vessels clearly identified by a pharmaceutical inscription as apothecary jars. These were available in several shapes: in addition to the albarellos we see pitchers (mostly for syrups), bottles (for storing distilled water) or simply styled, wide-mouthed, big-bellied pots. In contrast to the polychrome faiences of Italy with their rich decor of weapons (*à trofeo*), human heads or mythological scenes, the German faiences were plainer and less ornamental from the very beginning. In 1708, white porcelain was invented by Johann Friedrich Böttger (1682–1719). Its superior physical qualities, which also made it more suitable for the storage of medicines, would lead to the decline of faience production. The Dresden faience manufactory founded in the year 1708 also produced apothecary jars for the Court Pharmacy of Augustus the Strong (1670–1733). In the early 19th century porcelain began to dominate the pharmacy market. Since then, storage jars have always been made of porcelain or glass and have become, in contrast to the faiences, breathtakingly homely.

After faience and porcelain, glass was the most commonly used material used to store medicines in the pharmacy. Early civilizations made glass, but the Roman Empire was the first to use it extensively for storage purposes. After the fall of the Empire, the use of glass declined until the art of glass-blowing spread to the north of Europe from Venice (Murano) in the 15th century and several centres of glass production sprang up in the forested regions of Thuringia, Bohemia and Saxony.

If we survey the total early production of glass storage vessels, we find it hard to identify forms specifically for household use, commerce, inns or pharmacies. It was not until the 17th century that a process of differentiation began and we see painted and inscribed glass jars which were clearly only for use in pharmacies. At that point we find wide-mouthed cylindrical jars for storing large quantities of powders or crushed drugs, glass bottles, square bottles or wide-mouthed square jars, which were sometimes cube-shaped.

These jars and bottles were usually of light, transparent and uncoloured glass and were decorated with so-called cold painting, that is, the corpus was decorated with unfired oil paints. Later, enamel painting was developed in which metal-oxide enamels were fired onto the surface at low temperatures. The spread of enamelled apothecary glasses in the 17th and 18th centuries was more or less restricted to central Germany, because transport costs and tolls made it prohibitively expensive to export them over long distances. Often it is impossible to identify their exact place of manufacture because there is no factory mark.

Wood, tin and silver vessels were also used for storage. Wooden boxes probably belonged to the earliest storage vessels used by apothecaries, as much because of their chemical and physical passivity as because of their simple material. Evidence of this is found in 15th century pictures showing cylindrical wooden boxes adorned with coats of arms as well as in an actual early set of wooden boxes made in Krems on the Danube about the same time. Most of the boxes known today, however, are from the 18th century. Wooden boxes were primarily used to store crushed drugs, powder or mineral substances.

Storage vessels of pewter were also used in dispensaries, in most cases to store medicines in the form of thick pastes. Pewter was a common material for cups and dishes; because of its expense, however, it seems to have been used less frequently in pharmacies.

The storage of medicines in vessels made of precious metals was not customary at all. Nevertheless, we find silver items in the portable medicine kit crafted by Master Hans Lenkart: seven small bottles, a blood-letting bowl, a cupping instrument, and diverse spoons. The fitting out of such medicine chests with precious metals was surely restricted to persons of rank; other medicine chests were equipped with jars made of pewter or glass.

In addition to instruments and storage vessels, the selection of 75 treasures from the German Pharmacy Museum also includes a number of other objects reflecting the connection between pharmacy and art. A few examples are paintings and medals showing famous pharmacists, dispensary signs, the patron saints of pharmacists and physicians, Cosmas and Damian and, not least, the ancient gods of healing, Aesculapius and Hygeia. It would go too far to attempt a more detailed presentation of the development of the healing arts in this short overview, but the reader and viewer of this volume will still be able to catch a glimpse of that wide panorama of medicine and pharmacy, drugs and dispensaries.

Frankfurt/Main und Heidelberg,   WOLFGANG-HAGEN HEIN
March 1993   WOLF-DIETER MÜLLER-JAHNCKE

Kostbarkeiten
aus dem
Deutschen Apotheken-Museum
Heidelberg

Persische Fayence vom Beginn des 14. Jahrhunderts

Glasierte, öl- und wasserundurchlässige Töpferware war seit dem 11. Jahrhundert in Persien beheimatet. Auch dieser Topf aus siliciumhaltiger Erde mit türkiser Glasur und schwarzer Bemalung stammt aus Persien, wobei man annehmen kann, daß er zu Ende des 13. oder zu Beginn des 14. Jahrhunderts in Sultanabad hergestellt wurde. Der reichhaltige Dekor zeigt unter dem Hals wechselnde Linien, die ein Zick-Zack formen. Die zweite Reihe wird durch Knöpfe im Blumenstil gebildet, die mit gekreuzten Formen abwechseln; die dritte Reihe zeigt als Stilelemente sogenannte „nashki". Die mittlere Reihe wird geziert von Blättern und Ranken, wohingegen die abschließende fünfte Reihe vertikale Doppelstriche aufweist. Es kann heute als sicher gelten, daß Gefäße dieser Art in Persien vor allem als Apothekenaufbewahrungsgefäße verwendet wurden.

Persian Faience from the Beginning of the 14th Century

Glazed, oil-impermeable and watertight earthenware was made in Persia from the 11th century on. This pot of siliceous earth with its turquoise glaze and black slip decoration is also from Persia. It was presumably made in Sultanabad at the end of the 13th or the beginning of the 14th century. The jar is richly ornamented. Just below the neck, alternating lines form a zigzag design. The second row is formed by flower-shaped knobs alternating with cross shapes, the third row by so-called "Neskhi" characters. The middle row is decorated with leaves and vines, whereas the final, fifth row is made up of vertical double lines. Today it is almost certain that in old Persia such vessels were used primarily as dispensary storage jars.

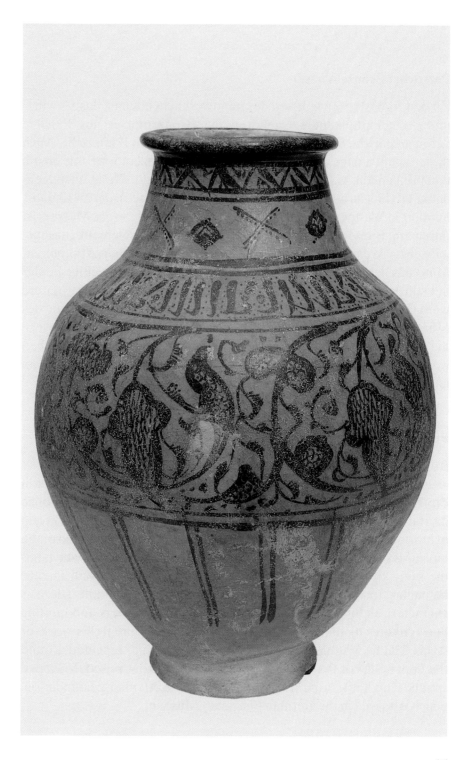

Persischer Bronzemörser

Zu den frühesten Zeugnissen der handwerklichen Kunst des Gewürz- und Arzneimittelhändlers gehören die Bronzemörser aus Persien, deren archaische Schönheit den Betrachter in seinen Bann zieht. Auch dieser achtwandige, schon fast zylindrische Bronzemörser mit einem vorspringenden, waagerechten Mündungsrand und schräg ansteigendem Fuß zählt zu jener Gruppe von persischen Mörsern, die im 12. Jahrhundert in Westpersien gefertigt wurden. Die Wandung des Mörsers ist durch drei Friese gegliedert, wovon der obere das Stilelement „nashki" aufweist, wie es auch die persische Fayence des Deutschen Apotheken-Museums kennt. Den mittleren Fries kennzeichnen rechteckige Felder mit stilisierten Blüten und nach links eilenden Jagdhunden; der untere weist Gitterwerk oder stilisierte kufische Schrift auf. Auf dem Rand des Mörsers wurden sich wiederholend kufische Schriftzeichen eingraviert, die von schmalen, erhabenen, dreieckigen Ausgüssen unterbrochen werden. Der Persische Mörser zählt zur Stiftung Wartenberg, die im Deutschen Apotheken-Museum aufbewahrt wird.

Persian Bronze Mortar

Bronze mortars from Persia are among the earliest examples of the artistic skill of the spice and medicine traders. Their archaic beauty still captivates the beholder. This eight- sided, almost cylindrical bronze mortar with its flat, protruding lip and tapered base belongs to a group of mortars crafted in western Persia in the 12 th century. The torso of the mortar is divided visually by three friezes, the uppermost of which has the same stylistic element, Neskhi characters, as the Persian faience belonging to the German Pharmacy Museum. The middle frieze is characterized by rectangular panels with stylized flowers and hunting dogs chasing to the left. The lower one, finally, has trellis-work or stylized Kufic writing. Engraved Kufic characters are repeated around the upper edge of the mortar, interrupted by narrow, raised, V-shaped spouts. This Persian mortar belongs to the Wartenberg Foundation, which is housed in the German Pharmacy Museum.

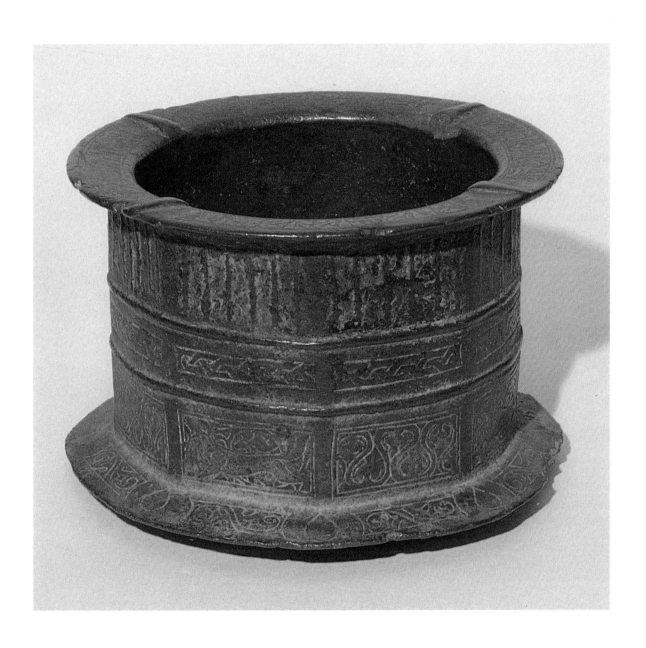

Hispano-maureskes Gefäß im Stil „regalat"

Nachdem die Kunst der Fayenceherstellung von Persien nach Spanien gelangt war, entwickelte sich insbesondere in Nordspanien eine eigenständige Kunstrichtung, die persisch-arabische Elemente mit den typisch nordspanisch-maurischen vereinte. Die Fayencewerkstätten von Valencia oder Barcelona, die seit Beginn des 15. Jahrhunderts auch Apothekengefäße herstellten, verwendeten häufig einen Dekor, bei dem über der tiefblauen Grundierung eine zweite Schicht wie herabfließender Zucker aufgetragen wurde, was diesem Stil den katalanischen Namen „regalat" einbrachte. Der ästhetische Effekt kommt durch die Verschmelzung der weißen Metalle Zinn und Blei mit dem Kobaltblau im Moment der Schmelze zustande. Die Form des Gefäßes wird im allgemeinen als „Albarello" bezeichnet. Diese vornehmlich in Apotheken verwendeten Aufbewahrungsgefäße zeichnen sich durch ihre typische zylinderartige, in der Mitte der Leibung eingezogene Gewandung aus, die der Form des Bambusrohres nachempfunden wurde.

Hispano-Moresque Jar in the *Regalat* Style

Once the secrets of faience production had made their way from Persia to Spain, an independent style began to evolve, particularly in northern Spain. It combined Persian- Arabic elements with those typical of Moorish northern Spain. The faience workshops of Valencia and Barcelona also began producing apothecary jars at the beginning of the 15th century. Often, they used a decorative technique called by its Catalan name, *regalat*. On top of a deep blue base coat, a second layer was applied which dripped down like icing. The aesthetic effect comes from the mingling of the white metals tin and lead with cobalt blue at the moment of melting. The shape of the jar is generally referred to as "albarello". These storage vessels were typically used in dispensaries. They are characterized by a cylindrical body which curves inward slightly at the waist to resemble a bamboo cane.

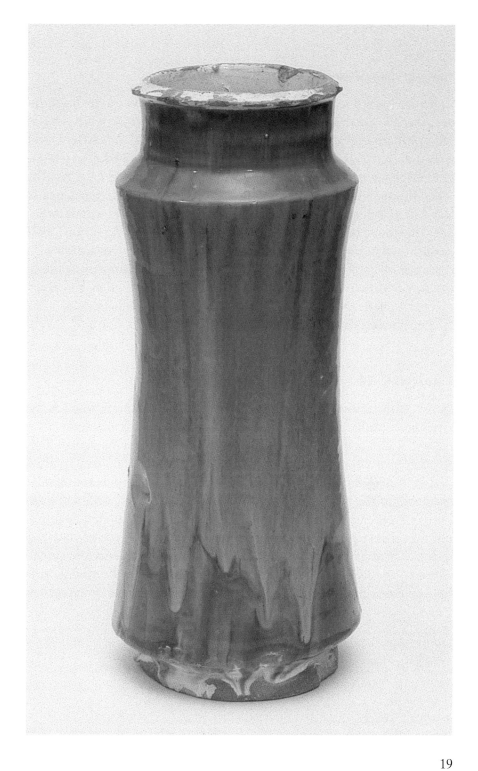

Spätgotischer Albarello aus Faenza

Zentrum der italienischen Majolika-Industrie wurde im 15. Jahrhundert das am Nordrand der Apenninen liegende Faenza. Nach diesem Ort gab man den Erzeugnissen den Namen „Fayence". Noch der Gotik gehört dieser schlanke Albarello an, den drei den Gefäßkörper umlaufende Bänder schmücken. Das mittlere Band füllt ein streng geometrisches Rautenmuster, während das darunter und das darüber liegende Band blattähnlichen Dekor aufweist. Die Bemalung des wunderschönen Stückes ist in Blau und Ocker auf weißem Grund ausgeführt. Auf der Schulter befindet sich ein Kranz vertikaler Striche. Das Gefäß wird etwa um 1480 entstanden sein. Wenn man das Rautenmuster auf dem ockernen Mittelband betrachtet, wird einem bewußt, daß von solch geometrischem Dekor Beziehungen zur gegenstandslosen Kunst des 20. Jahrhunderts bestehen.

Late Gothic Albarello from Faenza

In the 15th century the town of Faenza at the northern edge of the Apennine Mountains became the centre of the Italian majolica industry. Such earthenware was named "faience" after the town. This slender albarello with the three decorative bands encircling the body is still in the Gothic style. A geometric lozenge pattern fills the middle band, while the top and bottom bands are decorated with a foliage design. A wreath of vertical lines adorns the shoulder. This beautiful piece is painted in blue and ochre on a white background and was probably made around 1480. As we gaze at the lozenge pattern on the ochre-coloured middle band, we realize what a close connection there is between such geometric designs and the abstract art of the 20th century.

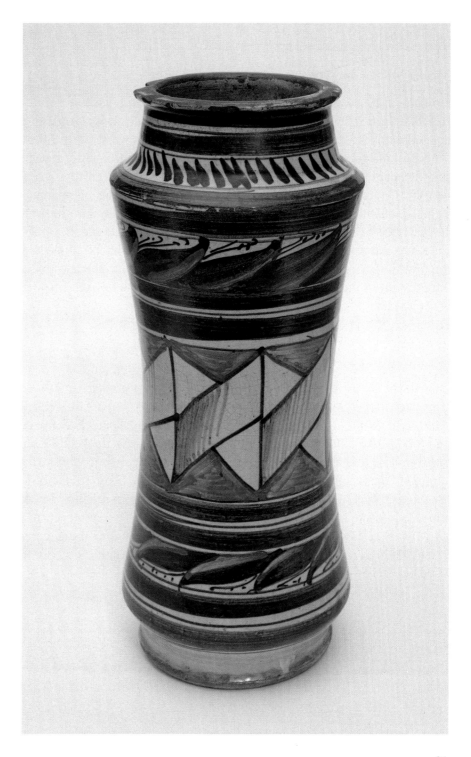

Tiroler Mörser der Gotik

Im Gegensatz zu den gedrungenen Mörsern der romanischen Länder besaßen die des deutschen Kulturbereiches im Zeitalter der Gotik eine schlanke und hoch aufsteigende Form. Unter ihnen weist unser Stück eine Besonderheit auf – den an seiner Seite angebrachten leiterartigen Henkel, der unten an der Bodenplatte des Mörsers ansetzt. Mörser dieser Art wurden um 1500 in Tirol gegossen, dessen Gußhütten im damaligen Reich einen besonderen Ruf besaßen. Natürlich läßt sich bei den noch unbeschrifteten Mörsern der gotischen Zeit nicht sagen, ob sie in einer Apotheke standen oder in einem bürgerlichen Haushalt zur Zerkleinerung von Zucker und Gewürzen dienten. Doch war der Mörser ein in vielen alten Abbildungen anzutreffendes Attribut der Apotheker.

Gothic Mortar from the Tyrol

In contrast to the squat mortars made in the Romance countries, those produced in the Gothic period in the Germanic lands had a tall, slender silhouette. Within this second group, our piece stands apart because of the ladder-like side handle which reaches all the way to the bottom. Mortars like this were cast around 1500 in the Tyrol, whose foundries enjoyed an excellent reputation in the old Holy Roman Empire. Because it was not yet customary to inscribe mortars in the Gothic period, it is impossible to say whether a particular piece stood in a dispensary or was used in a medieval burgher's home to grind sugar and spices. Still, in many old pictures the mortar was a common attribute used to identify a pharmacist.

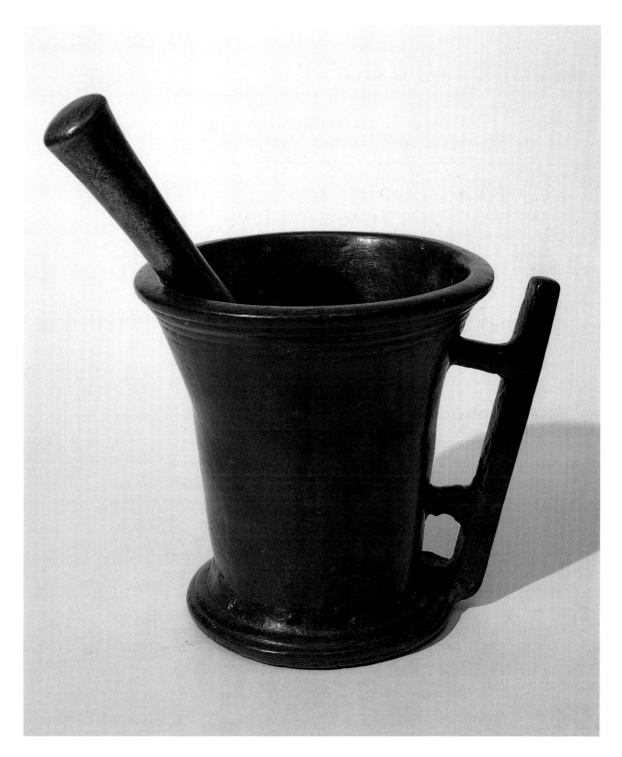

23

Holzstatue der Heiligen Maria Magdalena

Maria Magdalena, die das Evangelium als Augenzeugin von Christi Tod und Auferstehung erwähnt, wird in der Kunst durch ihr übliches Attribut, das Spezereigefäß, gekennzeichnet. Zumeist gaben die Künstler ihr in Gemälde und Plastik Prunkgefäße in die Hand, um damit die Kostbarkeit ihres Inhaltes und die Einzigartigkeit seiner Verwendung zu betonen. Dagegen hält die Maria Magdalena dieser süddeutschen Arbeit des späten 15. Jahrhunderts eine recht schlichte zylindrische Holzbüchse in der Linken. Hier gab der Künstler ein Gefäß wieder, wie es in den frühen Apotheken jener Zeit stand. Damit wird die Figur wie manche anderen religiösen Kunstwerke zu einem Beleg für Form und Gestaltung der Apothekengefäße in einer Zeit, aus der sich hölzerne Originalgefäße nicht erhalten haben. Im übrigen wurde die Heilige Maria Magdalena mancherorts als Schutzherrin der Pharmazie verehrt. Besonders in Frankreich war sie die Patronin verschiedener Apothekergilden.

Wooden Statue of St. Mary Magdalene

Mary Magdalene, whom the Gospels mention as a witness of Christ's death and resurrection, is identified in works of art by her usual attribute, the jar of spices. Paintings and statues generally showed her holding quite an elaborate jar to underscore the value of the contents and the unique use to which they would be put. The Mary Magdalene of this late 15th-century southern German work, on the other hand, holds quite a plain, cylindrical wooden box in her left hand. Here the artist reproduces the kind of jar that was used in the early dispensaries of the time. Just like many another religious work of art, this figure preserves the form and appearance of apothecary jars from long ago, where none of the original wooden containers have survived. Incidentally, in some places St. Mary Magdalene was honoured as the patron saint of pharmacy, particularly in France, where she was the patroness of a number of pharmacists' guilds.

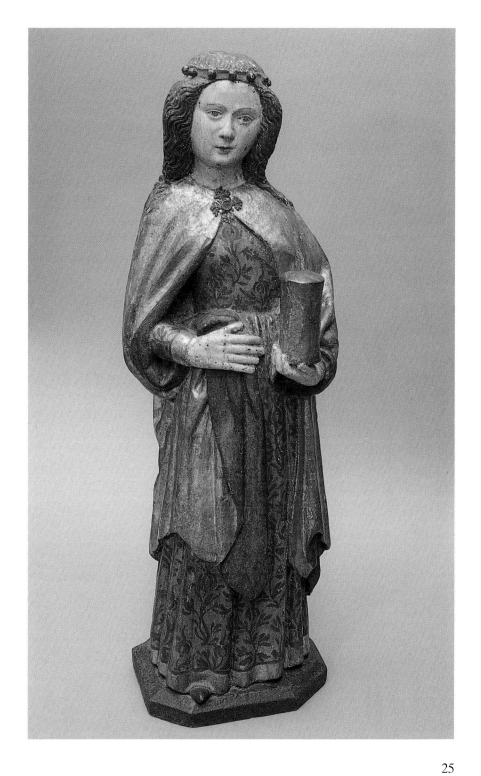

25

Fayenceflasche aus Faenza

Fayencen eigneten sich nicht nur vorzüglich zur Aufnahme von salben-förmigen und festen Arzneistoffen, sondern auch von Flüssigkeiten. Diese karaffenförmige Fayenceflasche enthielt A(QUA) D(E) PLAN-TAGINE – Spitzwegerichwasser. Die Bemalung auf der weißen Glasur wurde nur in Blau ausgeführt. Man nennt diesen Dekor „alla porcel-lana", einen Gefäßschmuck, der das in Europa hoch angesehene Por-zellan imitierte. Solche Art von Bemalung der Gefäße war in der ersten Hälfte des 16. Jahrhunderts vor allem in Faenza recht beliebt, weshalb man die Fayenceflasche einer dortigen Werkstatt zuschreiben kann und als Entstehungszeit die Jahre um 1520 annehmen darf.

Faience Bottle from Faenza

Faience was superbly suited for storing not only ointments and medicines in solid form, but also liquids. This carafe-shaped faience bottle contained "A(QUA) D(E) PLANTAGINE" – plantain water. This kind of blue decoration on a white glaze was called *alla porcellana* and was meant to resemble porcelain, which was highly regarded in Europe. Because this manner of painting jars was quite popular in the first half of the 16th century, particularly in Faenza, we can ascribe this faience bottle to a Faenza workshop and date it at around 1520.

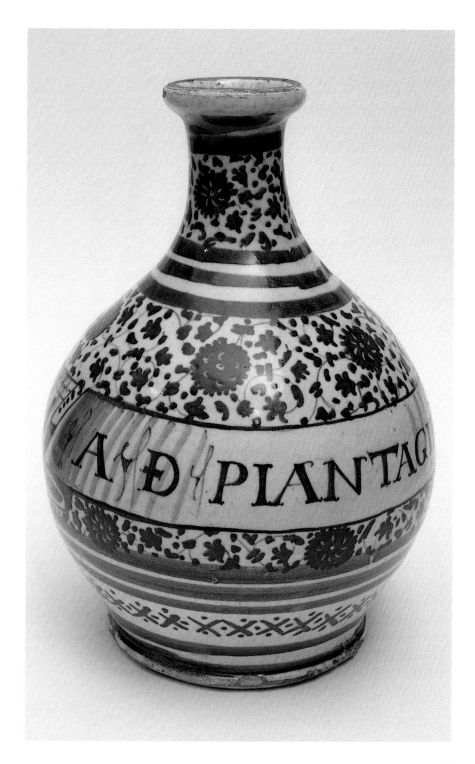

Medaillen auf Valerius Schörckel und Cyriacus Schnauß

Die angesehene Stellung der Apotheker im 16. Jahrhundert spiegeln die Medaillen wider, die sie aus verschiedenen Anlässen gießen ließen. Die Kunst des Medaillengusses, im späten 14. Jahrhundert in Oberitalien entstanden, breitete sich zu Beginn des 16. Jahrhunderts vor allem im südwestdeutschen Raum aus. So verwundert es nicht, daß die von Hans Zwigott geschaffene Medaille auf den Apotheker Valerius Schörckel (1564–1619) in Graz entstanden ist, wo Schörckel als Apotheker der steiermärkischen Landstände wirkte. Auch die vermutlich von Friedrich Schnauß (gestorben wohl 1587) auf den Coburger Hofapotheker Cyriacus Schnauß (1515–1571) gegossene Medaille weist in den süddeutschen Raum. Schnauß, der in Coburg die Apotheke „Zum goldenen Strauß" führte, war neben seinem Apothekerberuf sowohl Poet als auch religiöser Schriftsteller. Zudem errichtete er die erste Coburger Druckerei.

Medals for Valerius Schörckel and Cyriacus Schnauß

The respected position of pharmacists in the 16th century is mirrored in the medals which they had cast on various special occasions. The art of casting medals was developed in the late 14th century in Upper Italy. At the beginning of the 16th century it spread, especially in the southwestern German area. It is no wonder, then, that Hans Zwigott produced the medal for pharmacist Valerius Schörckel (1564–1619) in Graz, where Schörkel acted as the pharmacist to the Styrian provincial diet. The medal cast in honour of the Coburg court pharmacist Cyriacus Schnauß (1515–1571) also points toward the southern German region. It was presumably made by Friedrich Schnauß (d. ca. 1587). Cyriacus Schauß, who ran the Golden Ostrich Pharmacy in Coburg, was also a poet and the author of religious writings. In addition, he established Coburg's first printing shop.

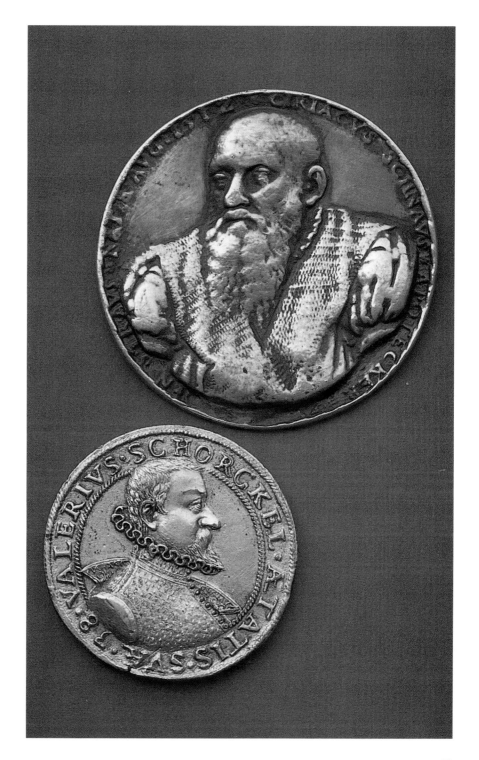

29

Fayenceflasche aus Faenza oder Venedig

Um 1530 entstand im nordöstlichen Italien eine Serie von Apotheken-gefäßen – kugelförmigen Fayenceflaschen oder niedrigen Albarelli –, als deren Herstellungsort von den Forschern sowohl Faenza als auch Venedig vermutet wird. Es ist aber auch möglich, daß sie an beiden Orten entstanden. Sie besitzen eine von polychromen Blattdekor um-gebene Kartusche, in die der Arzneiname in gotischer Minuskelschrift eingesetzt ist. Er lautet hier a(qua cicorea = Wegwartenwasser. Auf der hellgrauen Glasur werden die in Blau, Gelb, Ocker, Braun und Grün ausgeführten Ranken und Blätter am Halsansatz durch einen breiten blauen Zierstreifen getrennt.

Faience Bottle from Faenza or Venice

Around 1530 a series of apothecary jars – globe-shaped bottles or short albarellos – were produced in northeastern Italy. Some researchers believe them to have been made in Faenza, others in Venice. It is possible, however, that they were crafted in both places. The vessels have a cartouche framed by a polychrome foliage design. The name of the medicine, in this case *a(qua) cicorea*, or chicory water, is set in the cartouche in Gothic minuscules. Against the light grey of the glaze, vines and leaves in blue, yellow, ochre, brown and green are divided at the shoulder by a wide, blue decorative stripe.

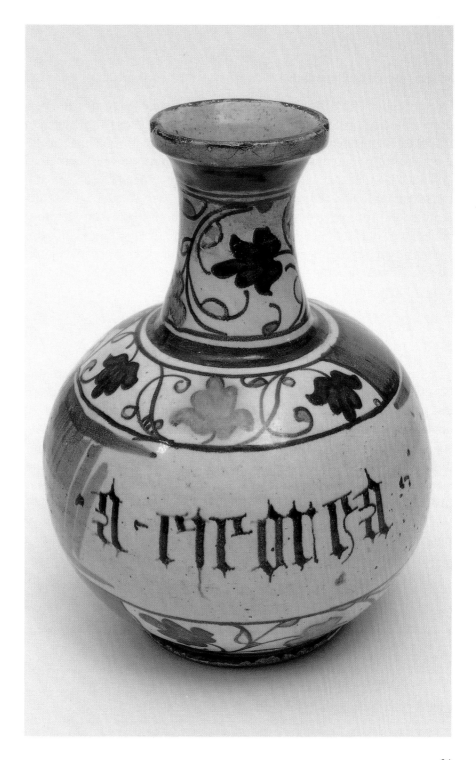

Mörser mit Delphinhenkeln

Die norddeutschen Bronzemörser der Renaissance sind durch einen unterschiedlichen Stil von den süddeutschen Mörsern der gleichen Epoche gekennzeichnet. Neben einer breiten Fußplatte zeichnet sie die schlanke Profillinie aus; im Gegensatz zu süddeutschen Exemplaren fällt auch die teils sparsame Verzierung mit nur wenigen Drehrillen auf. Diese Kennzeichen charakterisieren auch den Mörser des Deutschen Apotheken-Museums, dessen gleichmäßig schön gestalteten Delphinhenkel ins Auge fallen. Dieser Mörser dürfte in der zweiten Hälfte des 16. Jahrhunderts gegossen worden sein; ob er in einer Apotheke stand oder als Hausrat benutzt wurde, muß wegen der fehlenden Beschriftung offen bleiben.

Mortar with Dolphin Handles

The Renaissance mortars of northern Germany are characterized by a different style than those of the same period made in southern Germany. They are distinguished by a broad base and slender lines. In contrast to southern German pieces, the barrel is sometimes only sparingly decorated with a few rings. This is the case with the mortar owned by the German Pharmacy Museum. The beautiful form and symmetry of its dolphin handles are quite striking. This mortar was probably cast in the second half of the 16th century. Because there is no inscription on it, however, the question of whether it stood in a pharmacy or was used in a private home must remain unanswered.

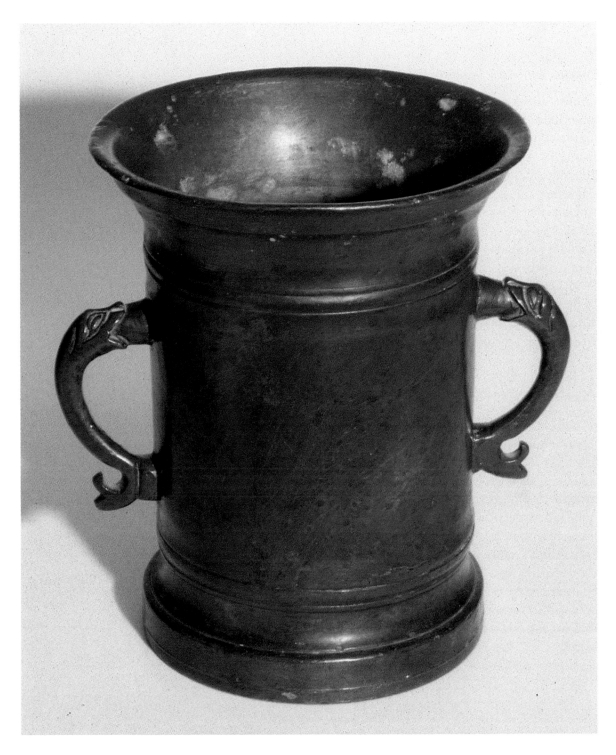

Fayencekanne der Fontana-Werkstatt in Urbino

Urbino war das italienische Fayencezentrum der Renaissancezeit und eine der berühmtesten der dortigen Werkstätten war die der Töpferfamilie Fontana. Ihr hervorragendster Meister war Orazio Fontana, von dem signierte Arbeiten aus der Zeit zwischen 1542 und 1571 bekannt sind. Ihm wird auch diese Kanne aus der Zeit um 1565 zugeschrieben, die sich durch kraftvolle polychrome Bemalung auszeichnet. Vor einer bergigen Landschaft, durch deren Mittelgrund sich ein See um das ganze Gefäß zieht, thront auf der Frontalseite der Kanne eine Königin mit Krone und Szepter. Unter ihr wird von zwei Putten eine an den Enden eingerollte Kartusche gehalten, die den Arzneinamen S(YROPUS) D(E) CORTI(CE) CITRI – Zitronenschalen-Sirup trägt. Bemalung und Glasur dieser Kanne sind ganz vortrefflich, so daß dieses Apothekengefäß als eine der Spitzenleistungen der Fayencekunst des 16. Jahrhunderts bezeichnet werden kann.

Faience Pitcher from the Fontana Workshop in Urbino

Urbino was the Italian faience centre of the Renaissance and one of its most famous workshops was that of the Fontanas, a family of potters. Their greatest master was Orazio Fontana, of whom signed pieces from the time between 1542 and 1571 are preserved. This pitcher from around 1565 is also ascribed to him. It is distinguished by its powerful, polychrome decoration. The pitcher is painted all the way around with a lake in the middle of a hilly countryside. On the front side a queen with crown and sceptre is enthroned in the foreground of the landscape. Beneath her, two putti hold a cartouche curling in at the ends and bearing the inscription "S(YROPUS) D(E) CORTI(CE) CITRI" – syrup of lemon peel. The painting and glaze of this pitcher are superb, so that we can count it among the masterpieces of faience art in the 16th century.

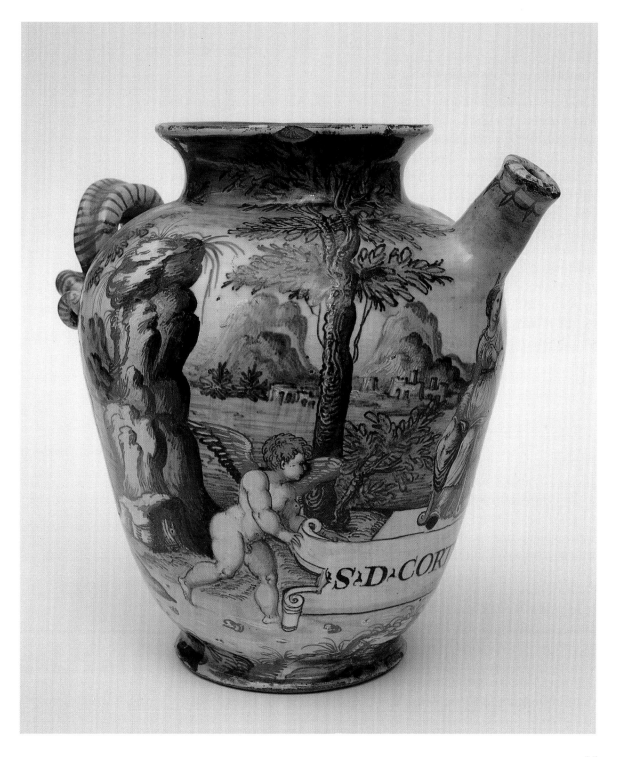

Apothekentopf aus Raerener Steinzeug

Ende des 16. Jahrhunderts bestand in dem nahe Aachen gelegenen Ort Raeren eine Werkstatt, die Apothekengefäße aus Steinzeug herstellte. Dort gab es wie auch im Kölner Raum und im Westerwald Tonvorkommen, die bei starkem Feuer die Fertigung eines flüssigkeitsundurchlässigen keramischen Materials erlaubten, das mit einer Salzglasur versehen wurde. Die Raerener Werkstatt des Jan Emens produzierte blau- graue Gefäße wie diesen tonnenförmigen Apothekentopf, deren beschriftete Zierschilder mit eigenwilligen Sprüchen versehen wurden, die keinerlei Bezug zum Inhalt des Gefäßes haben. Hier lautet die Inschrift „SLANGEN BLOET YS GUDT FENNEIN", dem sich die Jahreszahl 1591 und das Monogramm des Jan Emens anschließen. Vermutlich waren diese aus einheimischem Material hergestellten Gefäße für die Apotheken preisgünstiger als die kostbareren Fayencen zu erstehen. Doch haben sich über die Zeiten kaum mehr als zwanzig Apothekengefäße der Emens-Werkstatt erhalten, die sich vor allem in deutschen und holländischen Sammlungen und Museen befinden.

Apothecary Jar of Raeren Stoneware

At the end of the 16th century a workshop producing stoneware apothecary vessels was established in the town of Raeren near Aachen. Like in the Cologne area and the Westerwald, clay deposits were found there which yielded a water-tight ceramic material when fired at high temperatures. This stoneware was given a salt glaze. The Raeren workshop of Jan Emens produced blue-grey jars like this barrel-shaped apothecary jar. Their fancy labels were inscribed with whimsical sayings which had no connection whatsoever with the contents of the pot. Here the inscription reads "SLANGEN BLOET YS GUDT FENNEIN", ("Snake blood is good poison"), followed by the year 1591 and Jan Emens' initials. These vessels of local material were probably less expensive for pharmacies to purchase than the costly faiences. Nonetheless, barely more than twenty apothecary jars from the Emens workshop have been preserved, most of them in German and Dutch museums and private collections.

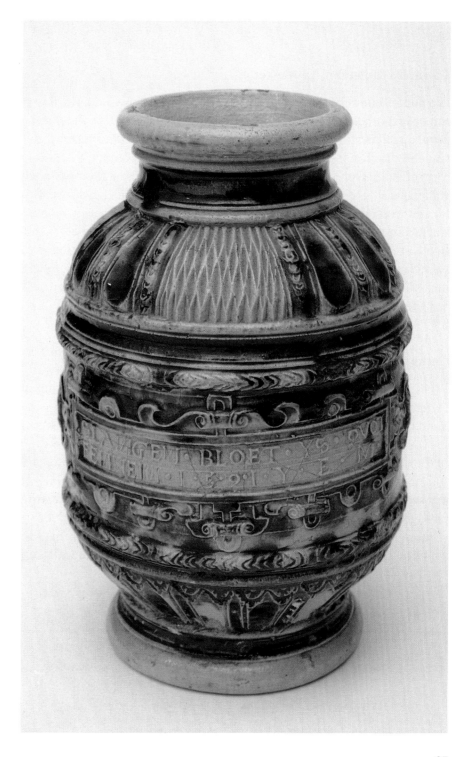

Carracci-Schule: Der Apotheker

Ein bedeutsames Blatt, denn es ist die erste von endlos vielen Karikaturen des Apothekers. Die mit sparsamsten Mitteln gestaltete Zeichnung zeigt die Federführung eines Meisters. Das ist ein Pharmazeut, der sinnend durch seine Gläser blickt und in klobigen Händen Pistill und Mörser hält. Wenn schon die Form des frühbarocken Mörsers nach Italien weist, so deuten die braunen Linien der Feder an, daß der Schöpfer des Portraits unter den Künstlern der in Bologna tätigen Familie Carracci zu suchen ist. Mit großer Wahrscheinlichkeit ist diese großartige Karikatur dem Annibale Carracci (1560–1609) zuzuschreiben, da sie sich sehr überzeugend einer Reihe von Kopfstudien anschließt, die der Künstler in seinen letzten römischen Schaffensjahren unter Verzicht auf jegliche modellierende Schattierung geschaffen hat.

Carracci School: The Apothecary

What a significant piece this is, for it is the first of an endless stream of caricatures of pharmacists. Its extreme economy of lines betrays the hand of a master. The drawing shows us a bespectacled pharmacist lost in thought as he holds mortar and pestle in his chubby hands. The shape of the early Baroque mortar is Italian and the brown quill lines indicate that the portrait was created by a member of the Carracci family of artists, who worked in Bologna. We can ascribe this fabulous caricature with great certainty to Annibale Carracci (1560–1609) because of its striking similarity to a series of heads that the artist drew in his last active years in Rome. In these studies, Carracci completely did without the use of shading.

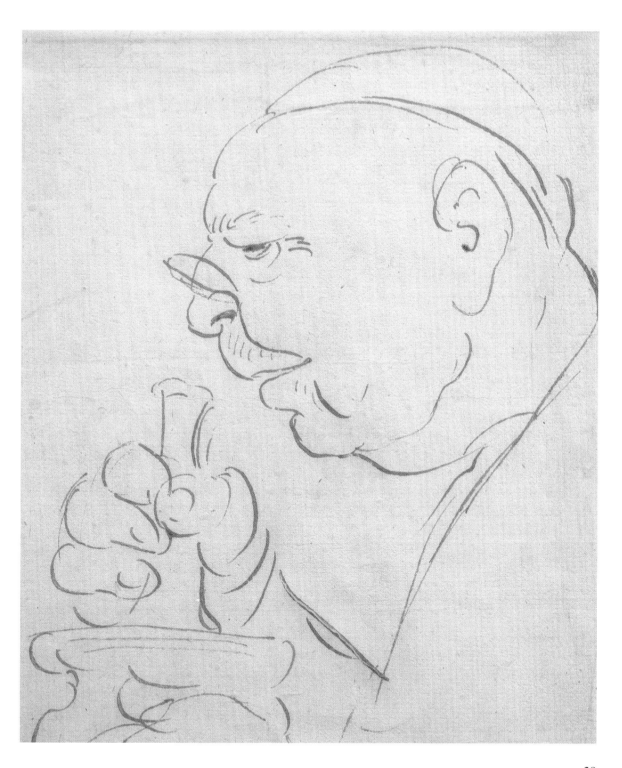

Augsburger Haus- und Reiseapotheke

Ein ganz besonderes Schmuckstück des Deutschen Apotheken-Museums ist die um 1615 hergestellte Hausapotheke, die zu den hervorragendsten Zeugnissen des Augsburger Kunsthandwerks gehört. Vermutlich wurde sie für einen Heerführer hergestellt, denn die silbernen Beschläge auf Türen und Schubladen sind als Waffenembleme gestaltet. Der truhenförmige Kasten aus Ebenholz enthält eine größere und sieben kleine Büchsen aus Silber, acht Glasfläschchen mit silbernem Schraubverschluß, eine Mensur und eine Reibschale aus Silber und weitere pharmazeutische und medizinische Geräte. Glanzstück der Apotheke ist die im Deckel untergebrachte, massiv silbergetriebene Aderlaßschale von 430 Gramm Gewicht. Das Silbergerät der Apotheke trägt mit den Buchstaben H. L. und einem Pinienzapfen die Marke des Augsburger Meisters Hans Lenghart, der dort um 1615 arbeitete.

Augsburg Medicine Chest

This medicine chest from around 1615, one of the best that Augsburg craftsmen ever produced, is one of the gems of the German Pharmacy Museum. It was presumably made for an army commander, because the silver fittings on the doors and drawers represent weapons. The chest-shaped ebony box contains one large and seven small boxes out of silver, eight glass phials with silver screw tops, a measure and grater out of silver, and a variety of other pharmaceutical and medical instruments. The *pièce de résistance* of this medicine chest is the 430-gram, solid silver, chased cupping bowl set in the lid. The pine cone and initials H. L. on the silver instruments of the medicine chest are the mark of master silversmith Hans Lenghart, who worked in Augsburg around 1615.

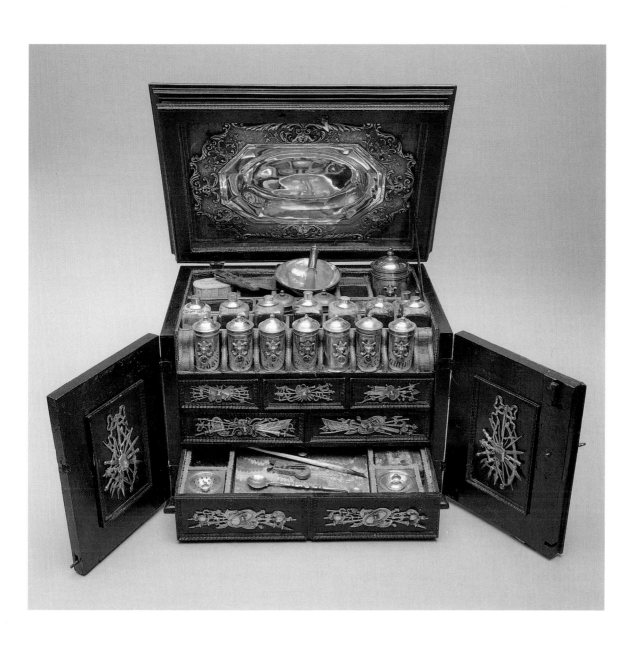

Der „Hortus Eystettensis" von Basilius Besler

Im Jahre 1613 erschien die erste Ausgabe des "Hortus Eystettensis",
den der Nürnberger Apotheker Basilius Besler (1561–1629) auf An-
regung des Eichstätter Bischofs Johann Konrad von Gemmingen
(1561–1612) zu Druck gegeben hatte. Der „Hortus Eystettensis" bildete die erste umfassende Beschreibung eines botanischen Gartens und
wurde wegen seiner prachtvollen Ausstattung berühmt. Geordnet nach
den vier Jahreszeiten sind weit über 1000 Pflanzen in natürlicher Größe
auf Tafeln im Atlas- oder Imperialformat abgebildet, wobei sich Besler
als Illustrationsmedium des Kupferstiches bediente. Gesichert ist, daß
Basilius Besler die Pflanzen zum Teil selbst zeichnete und zum Druck
gab. Das Exemplar der dritten Ausgabe des „Hortus Eystettensis" aus
dem Jahre 1713, das im Deutschen Apotheken-Museum gezeigt wird,
gibt sich als frisches, wenngleich unkoloriertes Exemplar zu erkennen.

The *Hortus Eystettensis* of Basilius Besler

In the year 1613 the first edition of the *Hortus Eystettensis* appeared.
It was published by the Nuremberg pharmacist Basilius Besler
(1561–1629) at the urging of Eichstätt's bishop Johann Konrad von
Gemmingen (1561–1612). The *Hortus Eystettensis* represents the first
comprehensive description of a botanical garden and became famous
because of its sumptuous get-up. Life-size illustrations of over 1000
plants are reproduced on imperial-sized copperplates and arranged
according to the four seasons. It has been established that Besler drew
some of the plants himself. Although uncoloured, the German Pharmacy Museums's copy of the third edition of the *Hortus Eystettensis*
from 1713 is strikingly crisp.

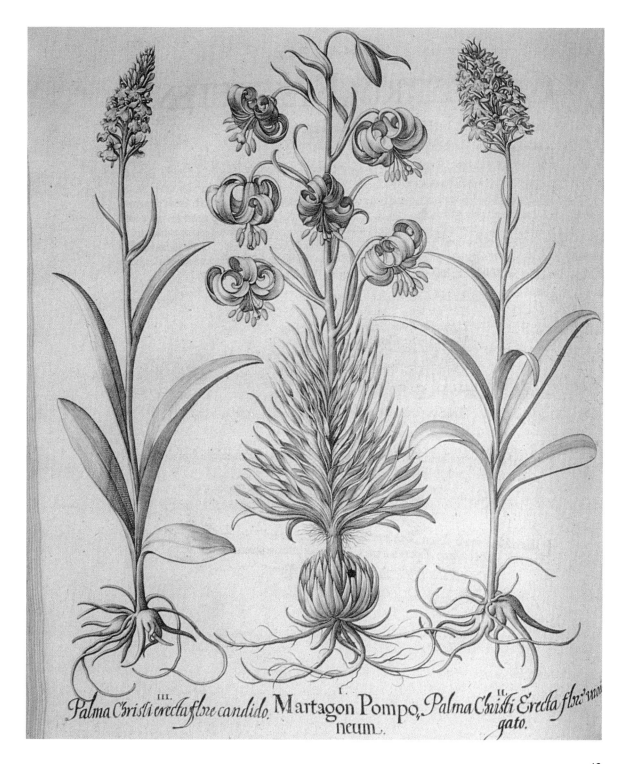

Palma Christi erecta flore candido. Martagon Pompo, *Palma Christi Erecta flor̄ variegato.*
neum.

43

Ein Eichstätter Bronzemörser von 1605

Dieser Bronzemörser zeichnet sich künstlerisch durch einen weit aus-
ladenden profilierten Rand und zwei aus harpyenähnlichen Figuren
gebildete rechteckige Henkel aus. Auf der Wandungsmitte sind zu
beiden Seiten der Henkel große Palmblätter zu sehen, deren Spitzen
sich in der Mitte des Feldes berühren. Über diesem Berührungspunkt
erblickt man zwei einander gegenüberstehende geschweifte Wappen-
schilde für Eichstätt (Bischofsstab, Querbalken), darüber die Zahl
1605. Somit kann man vermuten, daß der Bronzemörser zur Zeit des
Bischofs Johann Konrad von Gemmingen entstanden ist, für den
bekanntlich der Nürnberger Apotheker Basilius Besler den „Hortus
Eystettensis" schuf.

Bronze Mortar from Eichstätt, 1605

Characteristic for this bronze mortar are its protruding, fluted lip and its
two rectangular handles formed by figures resembling harpies. On each
side of the handles are large palm leaves whose tips touch in the middle.
Above where they meet we see two curved, crosier-and-bar coats of
arms of Eichstätt facing each other, topped by the year 1605. The date
suggests that this bronze mortar was made during the episcopate of
Johann Konrad von Gemmingen. As we know, he is the bishop for
whom Nuremberg pharmacist Basilius Besler created the *Hortus
Eystettensis*.

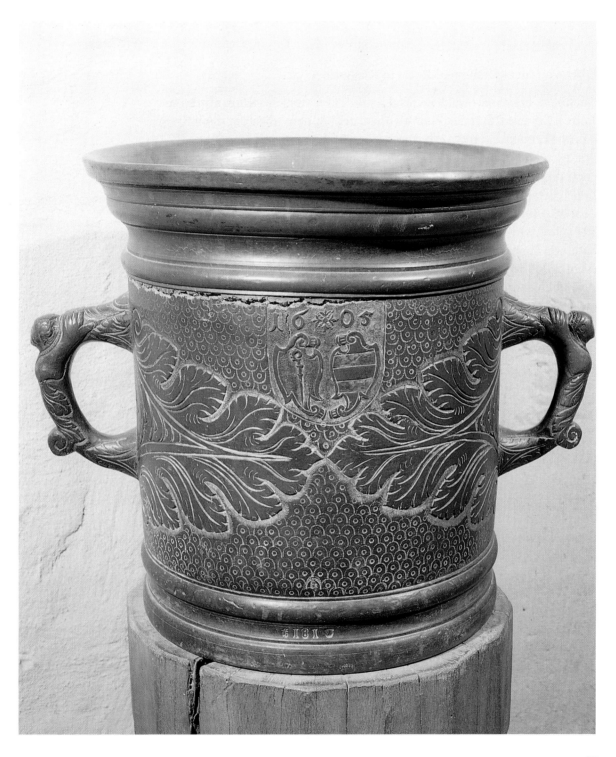

Offizin aus dem Ursulinenkloster in Klagenfurt

Nachdem die erste Anlage des Ursulinenklosters in Klagenfurt im Jahre 1728 ein Raub der Flammen wurde, bei dem auch die damalige Apothekeneinrichtung verbrannte, errichtete man mit Spenden der Stadtgemeinde und anderer Wohltäter im Jahre 1730 das Kloster und auch die Apotheke neu. Die Apothekeneinrichtung trägt die Jahreszahl 1730 sowie die Buchstaben IHS für Jesus. Diese Apotheke diente dem Kloster durch die Jahrhunderte, auch als Armenapotheke, bis 1940. Im Jahre 1955 wurde die Apothekeneinrichtung verkauft und kam 1957 nach Heidelberg, wo sie in den Räumen des Deutschen Apotheken-Museums wieder aufgestellt wurde. Die Apotheke hat ihr Aussehen seit dem 18. Jahrhundert nicht verändert und insbesondere die Waage mit Christus Salvator als Waagenkopf sind ursprünglich erhalten. Heute werden in den Regalen Fayencen aus Italien und Deutschland sowie Milchglasgefäße aufbewahrt, meist Stiftungen deutscher oder österreichischer Apotheker.

Dispensary from the Ursuline Convent in Klagenfurt

After the first Ursuline convent in Klagenfurt burned down along with its dispensary in 1728, a new convent and pharmacy were constructed in 1730 with donations from the city and other patrons. The dispensary furnishings bear the year 1730 and the letters IHS for Jesus. This dispensary served the convent and the poor of the community through the centuries until 1940. In 1955 the pharmacy's interior was sold and in 1957 moved to Heidelberg, where it was set up again in the rooms of the German Pharmacy Museum. The dispensary's appearance has not changed since the 18th century. The balance with the bust of Christus Salvator at the top is still one of the original pieces. Today the shelves hold faiences from Italy and Germany as well as milk-glass jars, most of which are donations from German and Austrian pharmacists.

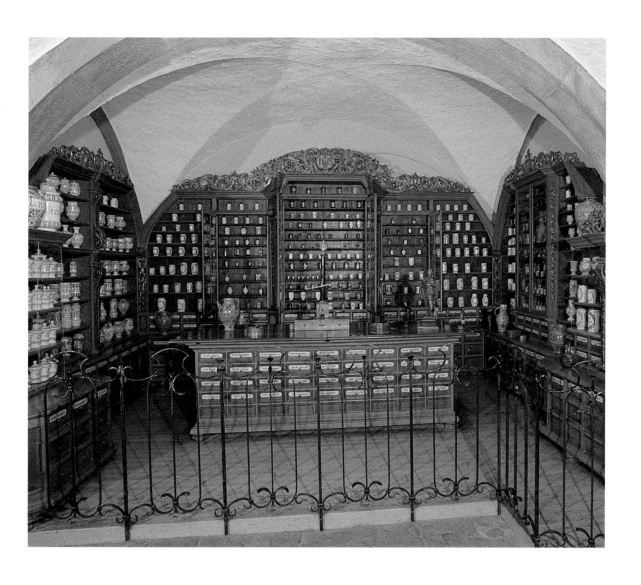

Holzstatue des Heiligen Rochus

In der Zeit, in der die Pestepidemien Europa heimsuchten, gegen die Medikamente nicht halfen, suchte man Hilfe durch das Gebet zu den Pestheiligen. Ihr markantester war St. Rochus, der nach der Legende im 13. Jahrhundert lebte und als Pilger nach Rom zog, um sich dort der Pestkranken anzunehmen. Auf der Rückkehr von der Reise wurde er selbst von der Pest befallen und zog sich in einen Wald zurück. Er genas, weil ihn ein Engel mit Balsam pflegte und ihm der Hund eines nahe wohnenden Edelmannes Brot brachte. Die kleine Statue, die anfangs des 17. Jahrhunderts in der Schweiz gefertigt wurde, stellt den Heiligen wie immer als Pilger mit den Attributen des Pilgerstabes und der Jakobsmuschel dar. Ein für Rochus individuelles Attribut ist das ihn begleitende Hündchen mit dem Brot im Maul. Die auf dem freien Oberschenkel sichtbare Wunde weist auf seine Erkrankung. Während die Pestbubonen tatsächlich in der Leistengegend auftraten, verlegten sie die Künstler aus Dezenzgründen auf den Oberschenkel.

Wooden Statue of St. Rochus

In the days when Europe was visited with epidemics of the plague that medicines were unable to stop, people sought aid in prayers to the plague saints. The most prominent of these was St. Rochus who, according to legend, lived in the 13th century and went on a pilgrimage to Rome to nurse the plague-stricken. On the way back from Rome he himself fell ill with the plague and withdrew into the forest. He recovered because he was nursed by an angel with balsam and because the dog of a nobleman living nearby brought him bread. This little statue was made at the beginning of the 17th century in Switzerland. As always, the saint is portrayed with the pilgrims' attributes of a staff and scallop shell. The attribute characteristic for Rochus himself is the little dog with bread in its mouth. The sore visible on the bare thigh represents his illness. Plague buboes, of course, appear in the groin region, but for reasons of modesty artists transferred them to the thigh.

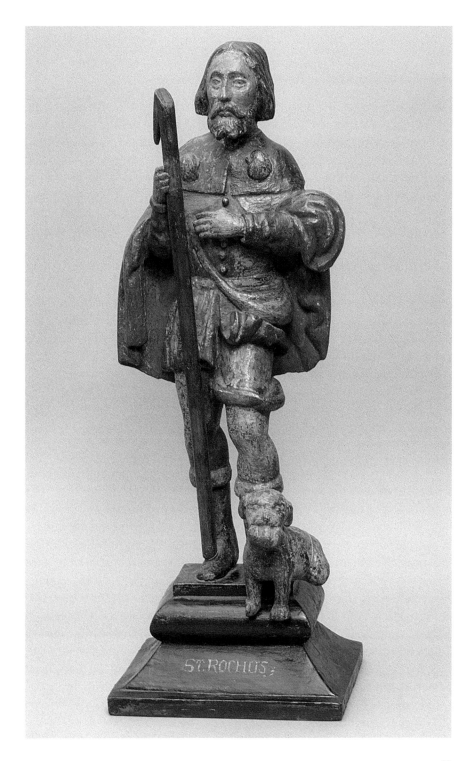

Die Pestheiligen Rosalia, Rochus und Sebastian

Ohnmächtig gegenüber dem schwarzen Tod riefen einst die Menschen die Pestheiligen um Fürbitte an. Drei von ihnen vereinigt das um 1625 in Sizilien entstandene Gemälde, auf dem in einer Wolkenglorie das Gnadenbild der Maria vom Berg Carmel erscheint. Das legt die Vermutung nahe, daß das Bild einst für ein Karmeliterkloster gemalt wurde. Von der Maria rieseln Rosen herab auf die schlafende Rosalia, die als Einsiedlerin auf dem Monte Pellegrino bei Palermo lebte. Als man deren Gebeine im Jahre 1624 auffand und in den Dom von Palermo überführte, kam die damals dort grassierende Pest zum Erliegen, weshalb sie zur Schutzpatronin gegen die Pest wurde. Vermutlich war die Translation ihrer Gebeine der Anlaß zur Entstehung unseres Gemäldes. Neben ihr steht rechts Rochus, dem wir schon auf Seite 48 begegneten. Links ist der seit dem 4. Jahrhundert verehrte Sebastian zu sehen, der das Martyrium während der Christenverfolgung Diokletians erlitt. Die Pfeile, die ihn durchbohrten, wurden sein individuelles Attribut und ließen ihn zum Pestheiligen werden. Denn die Pest symbolisierte man mit Pfeilen, die Gott auf die sündige Menschheit schoß.

Rosalia, Rochus and Sebastian, Patron Saints against the Plague

In their helplessness against the Black Death, men called on the plague saints for their intercession. This Sicilian painting from around 1625 unites three of them with the miraculous image of Our Lady of Mount Carmel in a nimbus. Roses are falling from Mary onto the sleeping figure of Rosalia below. St. Rosalia lived as a hermit on Monte Pellegrino near Palermo. When her bones were found in 1624 and transferred to the Cathedral of Palermo, the plague which had been raging there came to a stop. This miracle earned her the reputation of a guardian saint against the plague. The translation of her bones was probably the occasion for which this painting was made. To the right of her is Rochus, whom we can see again on page 48. On the left is Sebastian, who died the death of a martyr during the Diocletian persecution of the Christians. He has been revered since the 4th century. The arrows piercing him became his individual attribute and gained him his status as a plague saint, for the plague was thought of as arrows shot by God at sinful mankind.

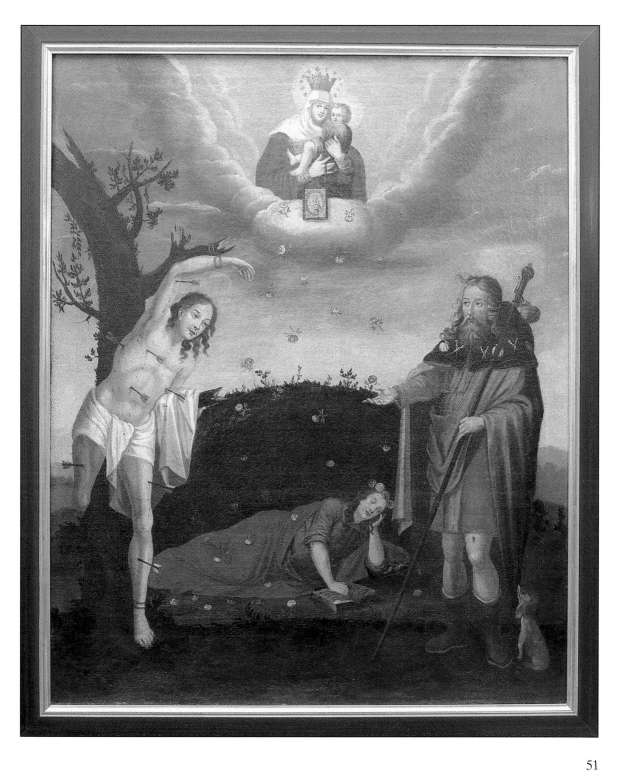

51

Kupfernes Destillationsgerät

Die Destillation von Flüssigkeiten gehörte einst zu den häufigsten Arbeiten im Apothekenlaboratorium. Da die dabei benutzten Geräte keinen Kunstwert besaßen, hob man sie später nicht auf, so daß heute alte Laboratoriumsgeräte besondere Raritäten sind. Eine solche ist unser Destillationsgerät, das noch aus dem frühen 17. Jahrhundert stammen dürfte. Über der Destillierblase befindet sich der Kühlhelm (Alembik), der von einer geräumigen Ausstülpung umgeben ist, in die kaltes Wasser gegeben wurde, um den Dampf zu kühlen. Diese Form der Kühler nannte man „Mohrenkopf". Durch den langen, sich verjüngenden Schnabel rann das Destillat dann in die Vorlage. Vermutlich war die Apparatur bis zur Schulternaht des Kessels ursprünglich in einen Destillierofen eingebaut. Erst später nahm man es wohl aus dem gemauerten Herd und brachte zur leichteren Handhabung die Füße und die beiden Handgriffe an.

Copper Distilling Apparatus

The distillation of liquids was one of the most common tasks in the pharmacist's laboratory. Since the instruments used had no artistic value, they were not kept, so that today old laboratory equipment is very rare. Our still is just such a rarity. It is probably from the early 17th century. Above the boiling flask is a cooling head (alembic) fitted with a large collar to hold cold water, which cooled the steam rising from the boiler. This alembic shape is called a "Mohrenkopf", or Moor's head. The distillate then ran through the long, tapered beak into the receiver. The apparatus was probably set in a distilling furnace up to the shoulder seam of the retort. Later, is was presumably removed from the brick oven and given feet and handles to make it easier to use.

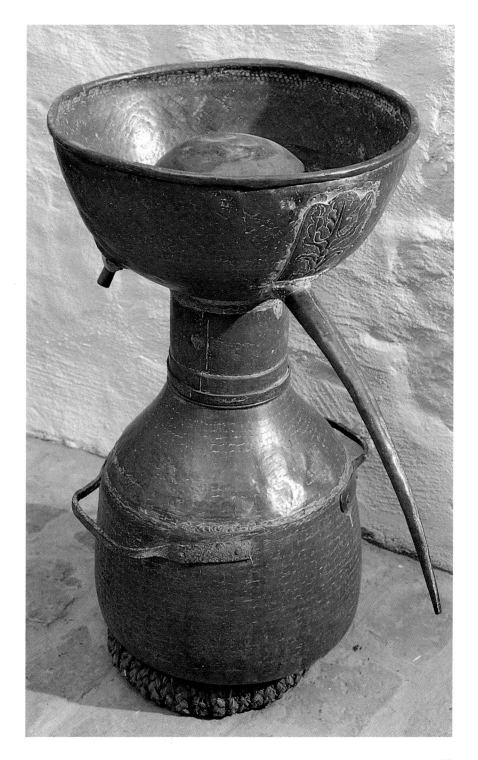

53

Kannen der Fayencewerkstatt in Arnstadt

Bevor im letzten Drittel des 17. Jahrhunderts in Deutschland Fayence-Manufakturen, also Unternehmen mit innerbetrieblicher Arbeitsteilung, entstanden, gab es nur eine Werkstatt, die Apothekengefäße lieferte. Hielt diese sich bei der Formgebung der Gefäße an italienische Vorbilder, so entwickelte sie in deren Bemalung einen eigenwilligen Stil. Den in Kobaltblau ausgeführten Dekor bilden viele spiralige Ranken und tulpenartige Blüten, zuweilen auch große türkenbundartige Blütengebilde. Die Fayencen mit dieser charakteristischen Bemalung wurden von Apotheken in Mittel- und Norddeutschland, ja sogar in Dänemark bezogen. Fast alle erhaltenen Stücke entstanden zwischen 1650 und 1665. Lange hat man vermutet, daß die Herstellung dieser Gefäße in Franken erfolgte. Erst vor etwa zwanzig Jahren ergaben Ausgrabungen bei Arnstadt, bei denen viele Scherben mit den typischen blauen Ranken- und Blütengebilden gefunden wurden, daß dort einst jene wichtige Fayencewerkstatt lag, welche die deutsche Fayencetradition über den schrecklichen 30jährigen Krieg hinwegrettete.

Pitchers from the Faience Workshop in Arnstadt

Before actual faience manufactories with a division of labour were founded in Germany in the last third of the 17th century, there was only one workshop producing faience apothecary jars. Although these jars retained the shape of the Italian archetype, a unique style of painting was evolved. They are decorated in cobalt blue with tendrils and tulip-like flowers, and sometimes with large flowers that look like Turk's cap lilies. Faiences with this characteristic decoration were purchased by pharmacies in central and northern Germany and even as far away as Denmark. Almost all of the pieces still in existence today were made between 1650 and 1665. It was long believed that these jars were made in Franconia. Only about 20 years ago, when excavations near Arnstadt turned up a lot of shards with the typical blue vine and flower pattern, did it become clear that this was the site of the pottery that managed to carry on the German faience tradition through the horrors of the Thirty Years' War.

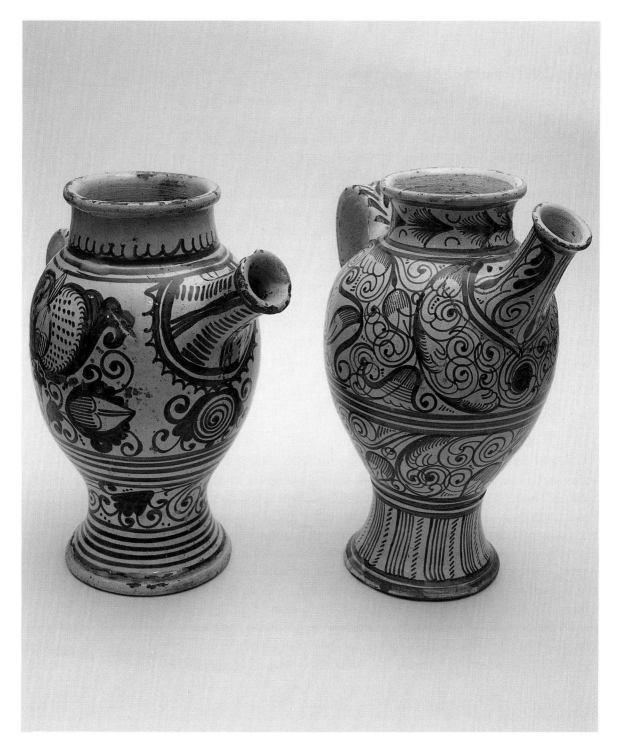

Werbeschild für die Stadt-Apotheke Füssen

Dieses in braunen Pastelltönen gehaltene Tannenholzschild mit der Aufschrift „Adrianus Fridericus Jungius Pharmacopoeus 1696" zeigt das Wappen des Apothekers, das horizontal in drei Zonen gegliedert ist: Der Wappenschild stellt den Pelikan im Profil nach rechts dar, der sich, im Nest stehend, mit dem Schnabel die Brust aufhackt, um seine Jungen zu ernähren. Über dem Wappenschild befindet sich ein goldener Bügel oder Spangenhelm mit aufgesetzter Krone, darüber nochmals der Pelikan und seine Jungen. Eine Schrift unter dem Wappen weist das Schild als ein Werbeschild aus, mit dem der Apotheker auf seine handwerklichen Fähigkeiten aufmerksam machte. Adrian Friedrich Jungius stammte aus den Dithmarschen und arbeitete seit ca. 1690 in der Stadt-Apotheke in Füssen, deren Inhaber Weinhard 1693 das Geschäft an ihn übergab. Nach dem Übertritt zur katholischen Kirche wurde Jungius die Genehmigung zur Weiterführung der Stadt-Apotheke und 1696 das Bürgerrecht der Stadt Füssen verliehen.

Shop Sign for the City Pharmacy in Füssen

This pine-wood sign painted in brown pastels bears the legend "Adrianus Fridericus Jungius Pharmacopoeus 1696" and the pharmacist's coat of arms, which consists of three horizontal zones. The escutcheon shows a pelican in profile standing in its nest and piercing its breast with its beak to feed its young. Above the shield is a coroneted, barred helmet or and above that yet another pelican in her piety. The inscription under the shield makes it clear that this is a sign advertising a pharmacist's skills. Adrian Friedrich Jungius came from Dithmarschen and began to work around 1690 in the City Pharmacy in Füssen, whose owner Weinhard turned the business over to him in 1693. After converting to Catholicism Jungius was given the license to run the City Pharmacy. In 1696 he was made a citizen of the city of Füssen.

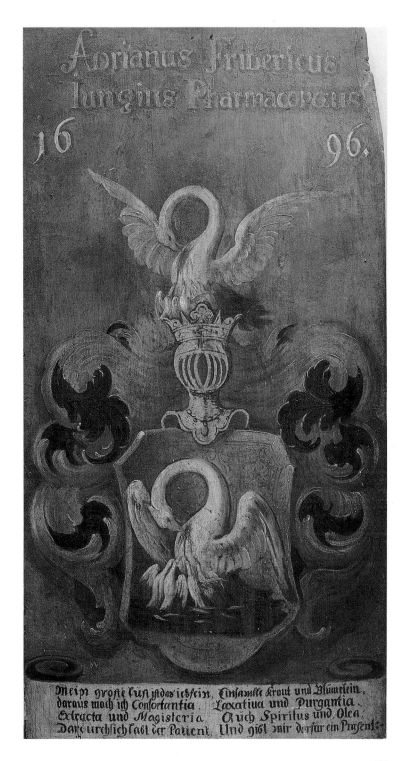

Adrianus Fridericus
Jungius Pharmacopœus
16   96.

Mein grofte luft ift das ich fein, Einfamle kraut und Blümelein,
daraus mach ich Confortantia   Laxatiua und Purgantia
Extracta und Magisteria   Auch Spiritus und Olea
Daraus erquicket fich der Patient, Und gibt mir dafür ein Präfent:

Toskanischer Albarello vom Jahre 1643

In der Barockzeit veränderte sich in Italien vor allem in den Manufakturen des Nordens und der Mitte des Landes die bis dahin typische Albarello-Form dadurch, daß die Gefäße über dem Fuß und unter der Schulter wulstartig ausgebuchtet wurden. Dieser Albarello, den polychromer Grotteskendekor ziert, wird dem toskanischen Städtchen Montelupo zugeschrieben, das eine bedeutende Rolle in der italienischen Fayenceproduktion spielte. Auf der hier abgebildeten Rückseite des Gefäßes ist die Jahreszahl 1643 eingesetzt; darüber finden sich als bislang nicht identifizierbare Meisterzeichen die Buchstabenkombinationen C.G. und AP. Die Inschrift dieses sehr schönen barocken Gefäßes lautet GRASSO D(ELLE) GALLIN(E) = Hühnerfett. An der Seite des Stückes befindet sich ein Wappen mit einer Säule, das in Beziehung zu der berühmten römischen Familie der Colonna stehen könnte.

Tuscan Albarello from 1643

In the Baroque period, the typical albarello form changed in Italy, especially in the manufactories in the northern and central regions. The new-fashioned jars bulged just above the base and below the shoulder. This albarello is decorated with a polychrome grotesque design. It is attributed to the little Tuscan town of Montelupo, which played a significant role in Italian faience production. Here on the back of the jar we see the year 1643 and above it the initials C.G. and AP, as yet unidentified master craftsmen's marks. The inscription of this lovely Baroque jar reads "GRASSO D(ELLE) GALLIN(E)", or chicken fat. On the side of the jar is a coat of arms with a column, which could signify some connection with the famous Roman family of the Colonna.

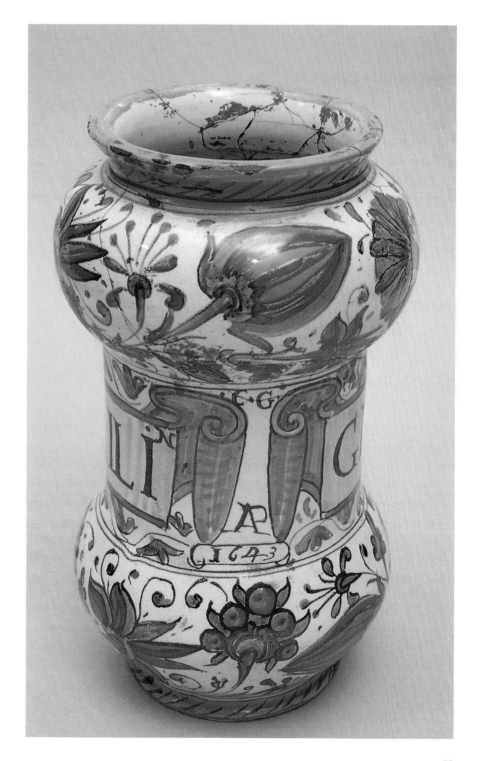

Einsatzgewicht aus Bronze

Vom 16. Jahrhundert an waren die Einsatzgewichte eine Spezialität der Nürnberger Rotschmiede. Für alle Kaufleute und auch für die Apotheker fertigten sie diese Gewichtsätze an, deren äußeres Behältnis meist auf dem Deckel mit reichem figürlichen Schmuck versehen wurde. In ihm befanden sich eine größere Zahl ineinandergesetzter, schüsselförmig gearbeiteter Gewichte. Bei diesem Stück zieren den Deckel einige phantasievoll gestaltete Tiere und zwei menschliche Halbfiguren, die als Halterung für den Tragegriff dienen. Die Wandung des Behältnisses wird durch Reifen gegliedert und besitzt eine punzierte Musterung. Es gibt eine ganze Reihe von Abbildungen in der alten pharmazeutischen Fachliteratur und auch in den barocken Bildern Christi in der Apotheke, die zeigen, daß solche Einsatzgewichte einst in den deutschen Apotheken verwendet wurden.

Bronze Nesting Weights

From the 16th century on, nesting weights were a specialty of Nuremberg's red brass founders. They produced these sets of weights for all kinds of merchants and also for pharmacists. The lid of the outermost bucket was usually richly decorated with figures. Inside was a large set of bowl-shaped nesting weights. Here, the lid is decorated with fantastic animals and two human half-figures which act as mounts for the handle. The surface of the bucket is visually broken up by rings and has a chased design. A whole series of illustrations in old pharmaceutical literature and in Baroque pictures of Christ as a pharmacist show that such nesting weights were indeed used in German pharmacies.

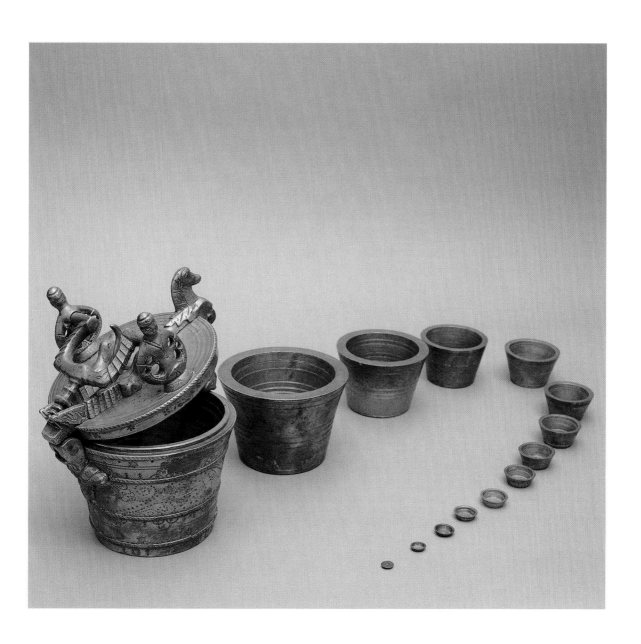

Gewürzdose, 17. Jahrhundert

Vermutlich als Vorratsbehältnisse, aber auch als Schaudosen (Konfekt-dosen) dienten solche gedrechselte hölzerne, recht flache Büchsen dazu, verschiedene Gewürze aufzunehmen. Sie konnten dem Kunden auf Verlangen vom Apotheker gezeigt werden und verweisen darauf, daß viele Apotheken bis ins 19. Jahrhundert nicht nur mit Arzneimit-teln, sondern auch mit Gewürzen und Genußmitteln handelten. Die kunstvoll gedrechselte Dose enthält neben Muskatnüssen, Zimtrinde, Koriander, Ingwer auch Piment und Pfeffer, Gewürze also, die auch als Arzneimittel verwendet werden konnten.

Spice Box, 17th Century

These quite flat, turned wooden boxes probably served as storage or display containers and could hold a number of different spices or sweets. At the customer's request, the pharmacist could show them and their contents. They bear witness to the fact that as late as the 19th century, pharmacists traded not only in medicines but also in spices and sweets. This skilfully turned box held nutmeg, cinnamon bark, coriander and ginger as well as pimento and pepper, all of which could be used both as spices and as medicines.

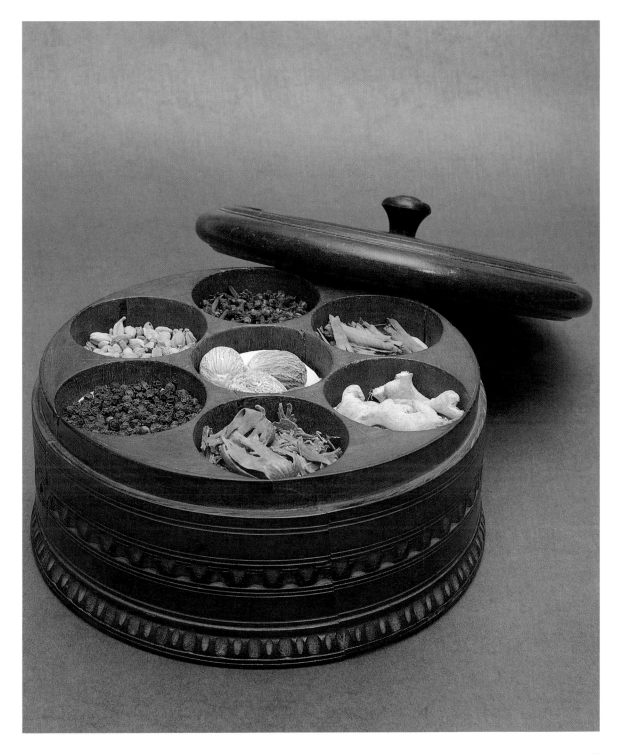

Lehrbrief der Heidelberger Hof-Apotheke

Die Heidelberger Hof-Apotheke war im 17. Jahrhundert ein kurpfälzisches Lehen, das der Düsseldorfer Apotheker Johann Bernhard Hoffstatt für den späteren Heidelberger Medizinprofessor Daniel Nebel gepachtet hatte. Dem Empfänger dieses Lehrbriefes aus dem Jahre 1673 Christian Burkhard Heyles aus Bacharach (1652–1721) wird bestätigt, eine vierjährige Lehrzeit in der Hof-Apotheke absolviert zu haben. Heyles übernahm 1680 die Apotheke „Zum roten Löwen" in Kreuznach, wo er als geachteter Apotheker wirkte. Johann Bernhard Hoffstatt leitete die Heidelberger Hof-Apotheke bis zur Zerstörung der Stadt im Jahre 1693. Von Heidelberg ging er nach Halle an der Saale und gründete die Apotheke „Zum weißen Engel". 1708 ist er verstorben. Der Heidelberger Lehrbrief besticht durch seinen künstlerischen Gesamteindruck in den Farben rot, grün, blau und gelb, der neben der Auszeichnungsschrift der Urkunde eine besondere Gewichtigkeit verleiht.

Certificate of Apprenticeship from the Heidelberg Court Pharmacy

In the 17th century, the Heidelberg Court Pharmacy was a feudal Palatine court position leased by the Düsseldorf pharmacist Johann Bernhard Hoffstatt for Daniel Nebel, who was later to become a professor of medicine in Heidelberg. The recipient of this certificate of apprenticeship from 1673, Christian Burkhard Heyles of Bacharach (1652–1721), is confirmed to have completed a four-year apprenticeship in the Court Pharmacy. In 1680 Heyles took over the Red Lion Pharmacy in Kreuznach, where he became a highly respected pharmacist. Johann Bernhard Hoffstatt ran the Heidelberg Court Pharmacy until the city was destroyed in 1693. From Heidelberg he then moved to Halle an der Saale, where he established the White Angel Pharmacy. Hoffstatt died in 1708. The superb colouration in red, green, blue and yellow and the fancy lettering make this Heidelberg certificate of apprenticeship particularly impressive.

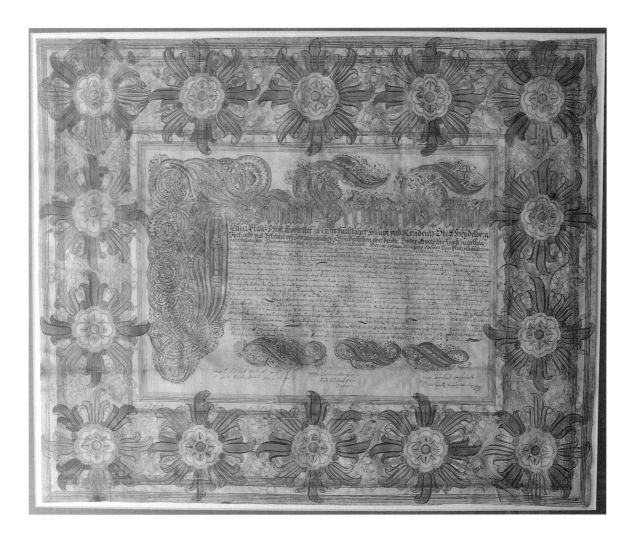

65

Großer Albarello aus Talavera

Das fast 30 Zentimeter hohe Gefäß enthielt das international meistver-
wendete Medikament der alten Materia medica, den Theriak nach
Vorschrift des Andromachos, eines Leibarztes Neros. Das aus sehr
vielen Ingredientien zubereitete Präparat enthielt unter anderem
Schlangenfleisch und Opium und galt als Universalheilmittel, weshalb
die Apotheken große Mengen von ihm herstellten. Der massig wirken-
de Albarello wurde um 1700 im spanischen Talavera angefertigt. Über
dem Streifen mit der Arzneibezeichnung erscheint eine von Bäumen
eingefaßte Landschaft mit einer im Hintergrund liegenden Burg. Unter
dem Streifen ist eine Landschaft mit zwei Wanderern zu sehen. Auch
auf der Rückseite dieses Gefäßes ist eine Landschaft mit Bäumen und
Menschen dargestellt. Die Fayence ist ein seltenes Beispiel aus der
besten Zeit Talaveras, das im 18. Jahrhundert in Spanien zur Haupt-
produktionsstätte von Apothekengefäßen wurde.

Large Albarello from Talavera

This jar stands almost 30 centimetres high and contained the most
widely used medicine of the old *materia medica*, namely Andromachos'
treacle. Andromachos was a personal physician to Nero. Treacle was
prepared from a great number of ingredients, including snake meat and
opium. It was thought to be a universal remedy, which is why pharmacies prepared great quantities of it. This massive-looking albarello
was made in 1700 in the Spanish town of Talavera. Above the banner
with the name of the medicine, trees frame a landscape with a castle in
the distance. Below it is a landscape with two wayfarers. On the back of
the jar is yet another landscape with trees and people. In the 18th
century, Talavera was Spain's main producer of apothecary jars, and this
faience is a rare piece from its heyday.

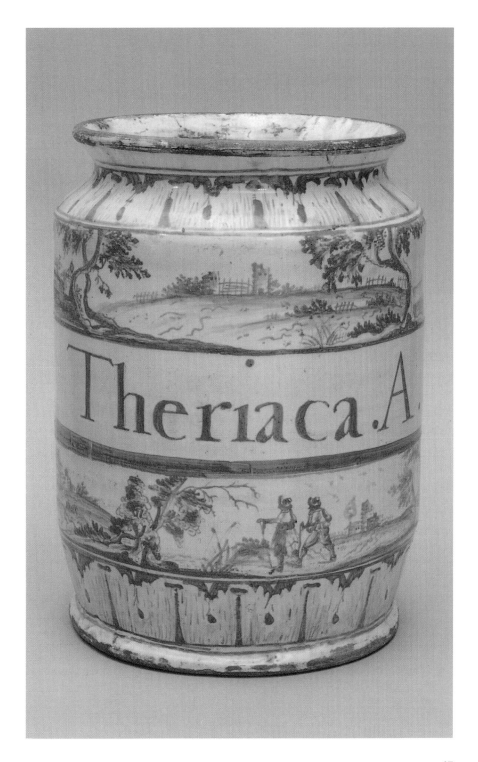

Spanschachtel mit springendem Hirsch

Diese Spanschachtel in schwarzer Ölfarbe mit einem springenden Hirsch in Rot zählt zu den wenig spektakulären und daher auch wenig untersuchten Arzneivorratsbehältnissen. Es darf wohl angenommen werden, daß der Apotheker des 16. oder 17. Jahrhunderts seine „Simplicia" oder „Composita" vor der Abgabe an den Arzt oder Patienten in solche Spanschachteln abfüllte. Spanschachteln waren indes keineswegs apothekentypisch, sondern dienten generell zum Abfüllen oder Aufbewahren kleiner Warenmengen.

Chip Box with Leaping Stag

Because this chip box, painted in black oil with a leaping stag in red, is one of the less spectacular medicine containers, it is simultaneously one of the less well researched. We can assume that 16th and 17th-century pharmacists put their *simplicia* or *composita* into such chip boxes before passing them on to doctors or patients. Chip boxes were in no way typical for pharmacies alone, but were in common use for packaging or storing small quantities of goods.

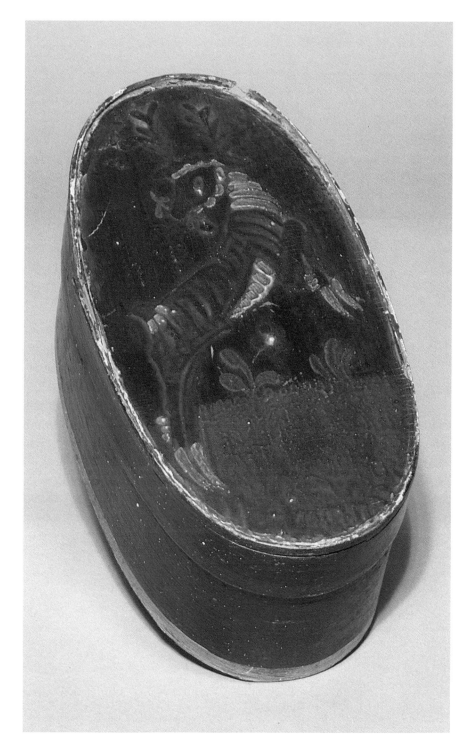

Albarello aus Palermo

Der sehr schlanke Albarello wurde in Palermo im ersten Viertel des 17. Jahrunderts hergestellt. Der Gefäßkörper ist wie bei vielen palermitanischen Apothekengefäßen stark eingezogen. Die Bemalung besteht aus den Farben Blau, Gelb, Orange, Grün, Manganviolett und Purpur. Charakteristisch für Palermo ist die medaillonartige Kartusche, in der das Bildnis eines Mannes mit hohem Hut erscheint. Auf der Rückseite ist die Bemalung im sogenannten Trophäenmuster erfolgt, wobei Trommeln, Schilde und Waffen vereint sind. Die Wandung wird unten und oben von einem schmalen stilisierten Blattfries begrenzt. An ihn schließen sich unten über dem Fuß und oben auf der Schulter in Gelb gehaltene Kettenborten auf blauem Grund an, eine Verzierungsform, die oft auf Fayencegefäßen aus Palermo auftritt.

Albarello from Palermo

This very slender albarello was made in Palermo in the first quarter of the 17th century. Like many other apothecary jars from Palermo, this one curves in strongly in the middle. It is painted in blue, yellow, orange, green, manganese violet and purple. A feature characteristic for Palermo is the medallion-shaped cartouche with the picture of a man in a tall hat. The back is painted in the so-called *à trofeo* pattern using drums, shields and weapons. The base and shoulder of the jar are edged with a narrow frieze of stylized leaves, followed by a yellow chain on a blue band, a decorative element often found on faience jars from Palermo.

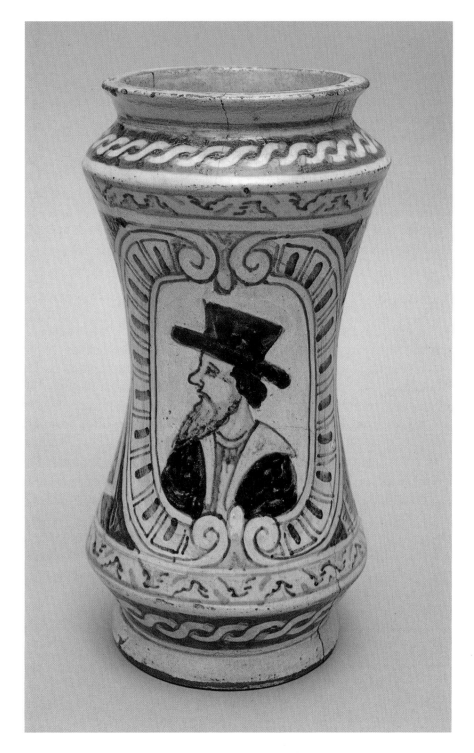

Augsburger Mörser mit Delphinhenkeln

Der zylindrische Mörser mit vorspringendem Rand und eingezogenem Fuß fällt vor allem durch seine Delphinhenkel auf. Im Mittelfeld des Mörsers erkennt man sowohl auf der Vorder- als auf der Rückseite die aus einer Krone herauswachsende Augsburger Zirbelnuß, daneben auf beiden Seiten mit gepunzten Punkten gebildete Dreiecke, Um die Ansatzstellen der Henkel finden sich Rhomben, die ebenso wie die Delphinleiber der Henkel mit gepunzten Punkten verziert sind. Vermutlich stammt dieser Mörser des 16. Jahrhunderts aus einer der reichsstädtischen Apotheken Augsburgs.

Augsburg Mortar with Dolphin Handles

What strikes us most about this cylindrical mortar with its protruding lip and small base are the dolphin handles. On the front and back we see the medieval pineal nut of Augsburg jutting out of a crown and on either side of that triangles formed of chased dots. Where the handles join the body of the mortar are lozenges which, like the bodies of the dolphins, are also decorated with chased dots. This 16 th century mortar probably once stood in one of the pharmacies of the imperial city of Augsburg.

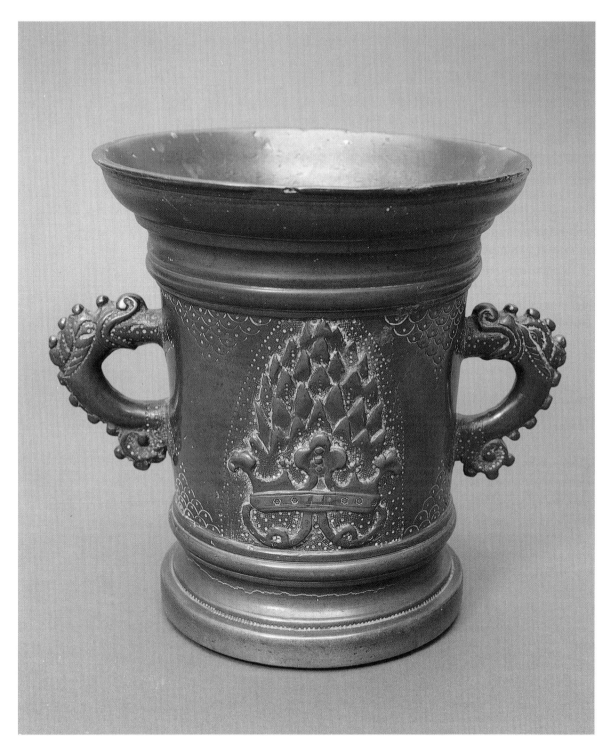

73

Fayencekanne aus Delft

Im 17. Jahrhundert entwickelte sich Delft in Holland zu dem für Apothekengefäße führenden Herstellungsplatz. Nachdem zuvor die von der italienischen Keramik beeinflußten Erzeugnisse mit ihrem polychromen Dekor dominiert hatten, fanden nun die nur in Kobaltblau auf weißem Grund dekorierten Delfter Fayencen aufgrund ihres hygienischen Eindruckes den größten Absatz. In Delft produzierten im 17. und 18. Jahrhundert 18 Fabriken Apothekengefäße. Ein solches mit dem für Delft typischen Pfauendekor ist diese Kanne, deren Kartusche unten ein Engelsköpfchen abschließt. Die Kanne ist auf die Zeit um 1700 anzusetzen. Ihre Aufschrift lautet S(IRUPUS) (DE) QUINQUE RADIC(IBUS) = Sirup der fünf Wurzeln. Es war das ein aus den Auszügen von Eppichwurzel, Spargelwurzel, Fenchelwurzel, Petersilienwurzel und Mäusedornwurzel hergestellter Sirup, der wassertreibend wirken sollte.

Faience Pitcher from Delft

In the 17th century the Dutch town of Delft became the leading manufacturer of apothecary jars. Initially, the polychrome decoration influenced by Italian pottery dominated, but the Delft faiences that we know with the clean, crisp look of cobalt blue on white soon found more buyers. In the 17th and 18th centuries 18 factories produced apothecary jars in Delft. The pitcher here has the peacock design typical for Delft. Its cartouche is rounded off at the bottom by an angel's head. The pitcher, dated around 1700, is labelled "S(IRUPUS) (DE) QUINQUE RADIC(IBUS)", or five-root syrup, a supposedly diuretic syrup made of essences of ivy root, asparagus root, fennel root, parsley root and butcher's-broom root.

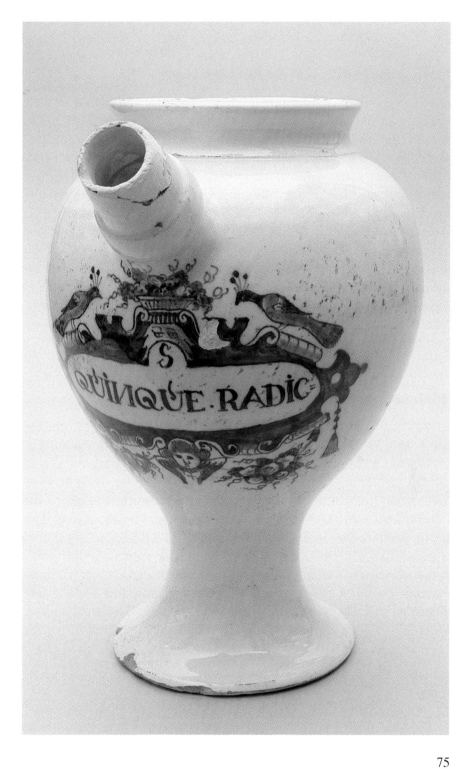

Fayenceflasche der Fayencefabrik in Frankfurt am Main

Die 1668 gegründete Frankfurter Fayencefabrik fertigte zunächst viele Erzeugnisse, die sich im Dekor sehr an das Vorbild Delfts hielten. Ein Beispiel dafür ist unser Gefäß, das eine glänzende weiße Glasur auf hell sandfarbenem Scherben besitzt. Die in Kobaltblau ausgeführte Bemalung ähnelt sehr Delfter Erzeugnissen. Die große Kartusche krönen zwei Engel und eine Vase mit Blumen. Unten ist zwischen Blüten- und Fruchtgehängen ein Engelsköpfchen zu sehen. In dem Gefäß wurde A(QUA) PARIETAR(IAE) – Glaskrautwasser aufbewahrt. Das Glaskraut erhielt seinen Namen wegen der Rauhigkeit seiner Blätter, mit denen man Glaswaren reinigte. Pharmazeutisch wurde es äußerlich zur Wundbehandlung verwendet. Von diesen sehr seltenen Frankfurter Fayencen gibt es nur ein Parallelstück im Düsseldorfer Hetjens-Museum, das die Jahreszahl 1683 trägt. Aus etwa dieser Zeit wird auch unsere Fayenceflasche stammen.

Bottle from the Faience Factory in Frankfurt am Main

In the beginning, the Frankfurt faience factory established in 1668 produced jars which, for the most part, closely followed the Delft style. Our bottle is an example of this with its shiny white glaze on a light, sandy body. The painting in cobalt blue is very similar to Delft ware. Two angels and a vase of flowers crown the large cartouche. At the bottom we see an angel's head between flower and fruit garlands. This bottle was used to store "A(QUA) PARIETAR(IAE)" – pellitory water. Pellitory got its German name, *Glaskraut*, from its rough leaves which were used to clean glassware. It was also used externally to treat wounds. There are only two of these very rare Frankfurt faiences left. The other, bearing the date 1683, is in the Düsseldorf Hetjens Museum. Our faience bottle was probably made around the same time.

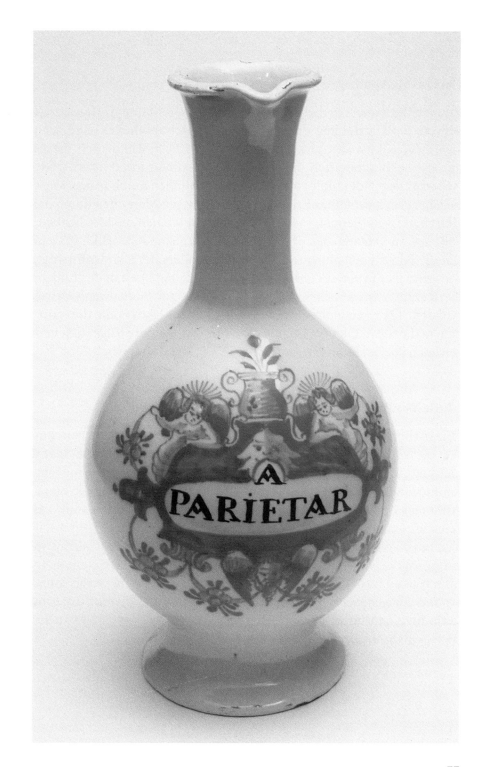

Christus als Apotheker

Zu den besonders beliebten religiösen Allegorien der Barockzeit gehörte die Darstellung Christi in der Himmelsapotheke. Unter den vielen Gemälden des pharmacopoeus coelestis zeichnet sich dieses durch eine Besonderheit aus. Es ist die im Hintergrund auftretende Nebenszene mit der biblischen Heilung des Blinden durch Jesus. Wenn sie auch gleichnishaft als Erleuchtung des inneren Menschen durch die Botschaft Christ gedeutet werden kann, besteht auch die Möglichkeit, daß das zu Anfang des 18. Jahrhunderts entstandene Bild für ein Wiener Kloster gemalt wurde, das sich besonders der Blindenfürsorge widmete. Der in voller Gestalt dargestellte Heiland hält in der Linken die Rezepturwaage des Apothekers, die hier zur Seelenwaage wird. Auf dem Tisch versinnbildlichen Kelch, Herz und Anker die drei göttlichen Tugenden Glaube, Liebe und Hoffnung. Andere Tugenden verzeichnen die Gefäßaufschriften in dem Regal im Hintergrund.

Christ As a Pharmacist

One of the most popular religious allegories of the Baroque period was the portrayal of Christ in the Heavenly Pharmacy. Of the many paintings of the *pharmacopoeus coelestis*, this one has a distinguishing feature: in the background is a second scene of Jesus healing the blind. Although this early 18th century picture could be interpreted as referring to the enlightenment of the inner man through the Gospel, it is also possible that it was painted for a Viennese cloister specializing in caring for the blind. The Saviour is portrayed in three-quarter length. In his left hand he holds the apothecary's scales, which here weigh souls. On the table chalice, heart and anchor symbolize the divine virtues of faith, love and hope. Other virtues appear on the jar labels on the shelves in the background.

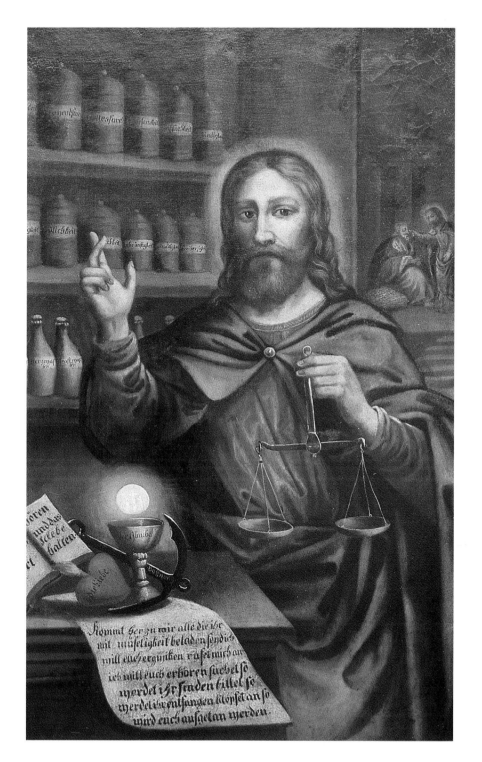

79

Apotheke des Benediktinerklosters in Schwarzach (Baden)

Die um 1725 geschreinerte Apothekeneinrichtung des Benediktinerklosters in Schwarzach bei Baden-Baden tat bis in die späten 50er Jahre ihren Dienst. 1961 konnte das Deutsche Apotheken-Museum die schöne Holzeinrichtung erwerben. Der schmal gehaltene Rezepturtisch ist beiderseitig mit Kästen versehen und an der Vorderseite dreifach gekurvt. Deutlich lesbar sind noch die Signaturen der bandförmig gehaltenen Arzneischilder. Die auf einem Schranksockel liegenden offenen Regale bestehen aus einem von zwei Halbsäulen eingefaßten Mittelteil, zwei nach oben geschwungenen und zwei abschließend gedrehten Teilen. Die um 1755 in der Durlacher Manufaktur hergestellten Apothekengefäße der Schwarzacher Apotheke befinden sich heute in verschiedenen Museen, unter anderem dem Stadtmuseum in Baden-Baden. In den offenen Wandregalen stehen etwa 400 Glasstandgefäße (Emailmalerei) aus zahlreichen deutschen Apotheken.

Dispensary of the Benedictine Monastery in Schwarzach (Baden)

The dispensary furniture of the Benedictine monastery in Schwarzach near Baden-Baden was crafted in 1725 and remained in service until the late 1950's. In 1961 the German Pharmacy Museum was able to purchase the beautiful wooden interior. The narrow dispensing table has drawers on both sides and is shaped in a triple curve in the front. The lettering on the banderole labels is still quite legible. The open shelves are set on top of cabinets and consist of a centre section set between two half-columns, two sections on either side which curve upward, and two end sections which turn toward the front. The original apothecary jars in the Schwarzach dispensary were made around 1755 in the Durlach manufactory and are now scattered in various museums, including the Baden-Baden City Museum. Today the open shelves hold some 400 enamelled bottles and jars from numerous German pharmacies.

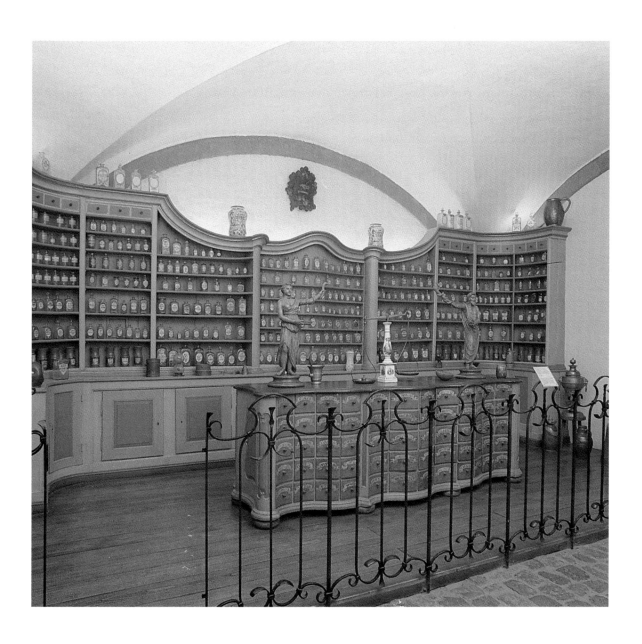

Albarello der Mohren-Apotheke in Schmalkalden vom Jahre 1708

Die Mohren-Apotheke in dem am Südwestabhang des Thüringer Waldes gelegenen Städtchen Schmalkalden, das durch den dort 1531 geschlossenen Schmalkaldischen Bund Berühmtheit erlangte, wurde 1708 mit eigenwilligen Gefäßen ausgestattet. Sie zeigen einen großen, aus zwei Palmzweigen gebildeten Kranz, den zwei Mohren flankieren. Oben halten zwei Engel einen kleineren Kranz, in dem das Monogramm des einstigen Besitzers der Apotheke, Johann Heinrich Christmann, eingesetzt ist. Daß in die Kartusche die Jahreszahl 1708 eingefügt ist, ist eine seltene Ausnahme, denn der Anbringung der Jahreszahl begegnen wir sonst nicht auf deutschen Apothekengefäßen. Die Inschrift darüber lautet MEL ROSAR(UM) = Rosenhonig. Mit größter Wahrscheinlichkeit wurden diese Fayencen in der Fayencefabrik in Kassel gefertigt, denn wie Schmalkalden gehörte auch das nahegelegene Kassel dem Gebiet der Landgrafschaft Hessen-Kassel an. Und damals galt der Grundsatz, jegliche Waren möglichst im eigenen Ländchen zu kaufen.

Albarello (1708) from the Moor Pharmacy in Schmalkalden

The little town of Schmalkalden on the southwestern slopes of the Thuringian Forest is famous because of the Schmalkaldic League formed there in 1531. Schmalkalden's Moor Pharmacy was equipped in 1708 with highly original storage jars. They bear a large wreath formed by two palm branches and flanked by two moors. At the top two angels hold a smaller wreath framing the monogram of the former owner of the pharmacy, Johann Heinrich Christmann. The 1708 placed in the cartouche is extremely unusual, because otherwise German apothecary jars do not bear the year. The inscription above reads "MEL ROSAR(UM)" – rose honey. This jar was most likely made in the faience factory in nearby Kassel, which like Schmalkalden belonged to the Landgraviate of Hesse- Kassel. In those days, it was a principle of business to try to purchase goods produced in the same state.

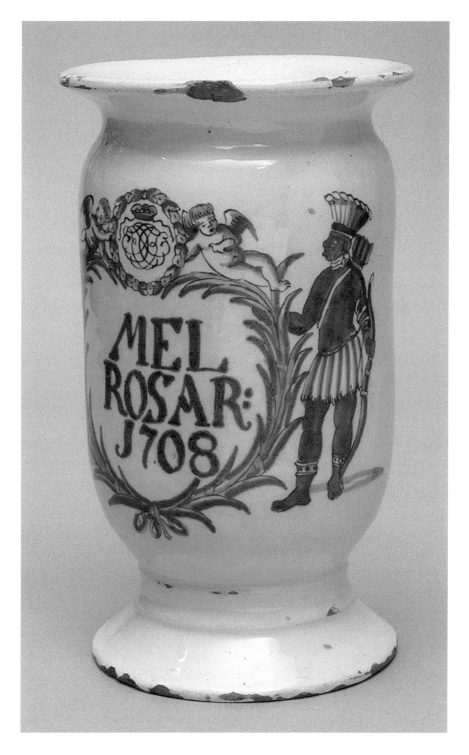

Apothekentopf der Fayencefabrik in Dresden

1718 ließ August der Starke, der sächsische Kurfürst, seine Dresdener Hof-Apotheke mit Fayencegefäßen ausstatten, die in der dortigen Fayencefabrik hergestellt worden sind. Ihr in Blaumalerei ausgeführter Dekor zeigt vor einem Krönungsmantel die Wappen Polens, dessen König August war, und Sachsens. Unter dem Wappen die Initialen AR = Augustus Rex. Über der Krone kreuzen sich als herrscherliche Zeichen Zepter und Schwert. Die Arzneibezeichnung in der Kartusche lautet CONS(ERVA) HEDER(AE) = Gundelrebenkonserve, wobei unter Konserve eine trockene Zubereitung der Arzneipflanze mit Zucker zu verstehen ist. 1857 wurden diese Fayencen aus der Dresdener Hof-Apotheke entfernt und für einen lächerlich geringen Preis verkauft. Heute zählen sie zu den seltensten deutschen Apothekengefäßen.

Apothecary Jar from the Faience Factory in Dresden

In 1718 the Saxonian elector Augustus the Strong had his Dresden court pharmacy fitted out with faience jars made in the local faience factory. They are decorated in blue with the coats of arms of Poland (of which Augustus was king) and Saxony against a coronation mantle. Below the coats of arms are the initials AR=Augustus Rex. Above the crown, sceptre and sword are crossed as symbols of sovereignty. In the cartouche we can read the medicine name "CONS(ERVA) HEDER(AE)", a dried, sugared preparation of ground ivy. In 1857 these faiences were removed from the Dresden Court Pharmacy and sold at a ridiculously low price. Today they are among the rarest of German apothecary jars.

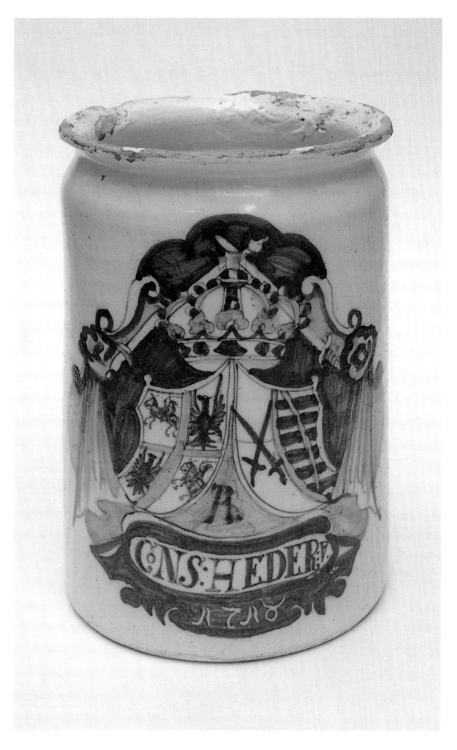

Glasflasche aus der Reise-Apotheke Augusts des Starken

Ein Jahr nach der Ausstattung seiner Hof-Apotheke mit Fayencen ließ August der Starke 1719 eine kolossale Reise-Apotheke herstellen, die aus fünf eisenbeschlagenen Kisten bestand und mit herrlichen Emailmalerei-Flaschen gefüllt war. Diese Gläser, die in einer sächsischen Glashütte gefertigt wurden, worauf die um die Schulter laufenden weißen Prunkborten hinweisen, gelten als kostbarste deutsche Apothekengläser. Über dem hermelingefütterten Krönungsmantel finden sich wie auf den Fayencen der Hof-Apotheke – doch nun mehrfarbig – die Wappen Polens und Sachsens sowie Krone, Zepter und Schwert. Die Aufschrift unter der Jahreszahl lautet BALS(AMUM) VULN(ERARIUM) BURH(AAVE) = Wundbalsam nach Vorschrift des Arztes H. Boerhaave. Die Reise-Apotheke mit ihren Gläsern begleitete den Herrscher auf allen Reisen und immer im Sommer nach Pillnitz, wenn das königliche Hoflager dort die Sommerresidenz bezog.

Glass Bottles from the Medicine Chest of Augustus the Strong

In 1719, one year after fitting out his court pharmacy with faiences, August the Strong had a colossal portable medicine chest made which consisted of five boxes with iron fittings. The boxes were filled with exquisite enamelled bottles. The white ornamental band at the shoulder of the bottles indicate that these precious German apothecary bottles were made in a Saxonian glassworks. Over the ermine-lined coronation mantle are the coats of arms of Poland and Saxony as well as crown, sceptre and sword, just like on the faiences from the Court Pharmacy, but this time multicoloured. The inscription below the date reads "BALS(AMUM) VULN(ERARIUM) BURH(AAVE)", Dr. H. Boerhaave's balsam. This medicine chest with its many bottles accompanied the ruler on all his travels and always went with him to the royal summer residence in Pillnitz.

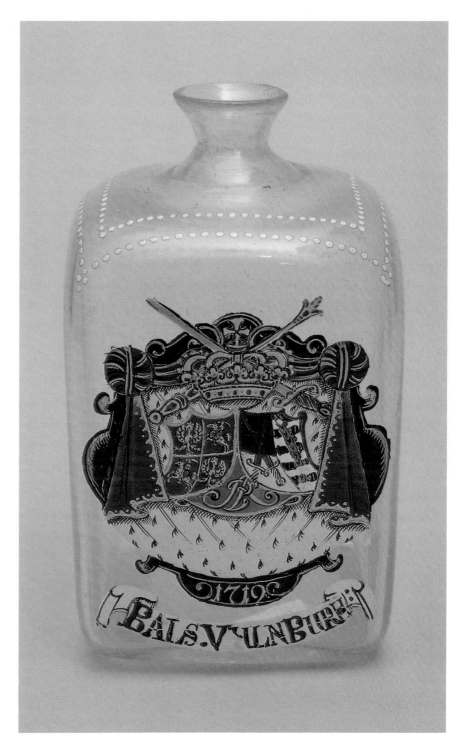

Der Schongauer Apothekenschrank

In dem zwischen 1720 und 1725 errichteten Kloster der Unbeschuhten Karmeliten zu Schongau befand sich bis zur Auflösung des Klosters 1803 der Schongauer Apothekenschrank. Der mehrmals übermalte Schrank zeigt auf seinen oberen vier Türen die Ansichten von Karmeliterklöstern in Regensburg, Augsburg, München und Urfahrn (heute Reisach). Die über den Klosterabbildungen aufgemalten Buchstaben geben das Wort „RAMU" zu erkennen und verweisen durch den Sinngehalt Ramus = Zweig auf zwei aus dem Stamm im Kloster München entspringende Zweige. Es scheint eine Tür zu fehlen, die das dazugehörige „S" für Schongau darstellen sollte. Im Inneren des Schrankes befinden sich 184 Glasstandgefäße aus dem Beginn des 18. Jahrhunderts mit Signaturen in Kaltfarbenmalerei. Diese Gefäße zeigen den Arzneimittelschatz der Apotheken des beginnenden 18. Jahrhunderts.

Medicine Cabinet from Schongau

Between 1720 and 1725 the Convent of the Discalced Carmelites was established in Schongau. The Schongau medicine cabinet stood in the cloister until it was dissolved in 1803. The cabinet, which has been repainted several times, has views of the Carmelite convents in Regensburg, Augsburg, Munich and Urfahrn (today Reisach) on its upper four doors. The letters painted above each of the convent pictures spell out RAMU. *Ramus*, or branch, refers to two branches sprouting from the tree shown growing from the Munich convent. There seems to be one door missing which would provide the "S" for Schongau. Inside the cabinet are 184 glass storage jars from the beginning of the 18th century. Their inscriptions in low-temperature colours give us an idea of the pharmaceutical arsenal of the time.

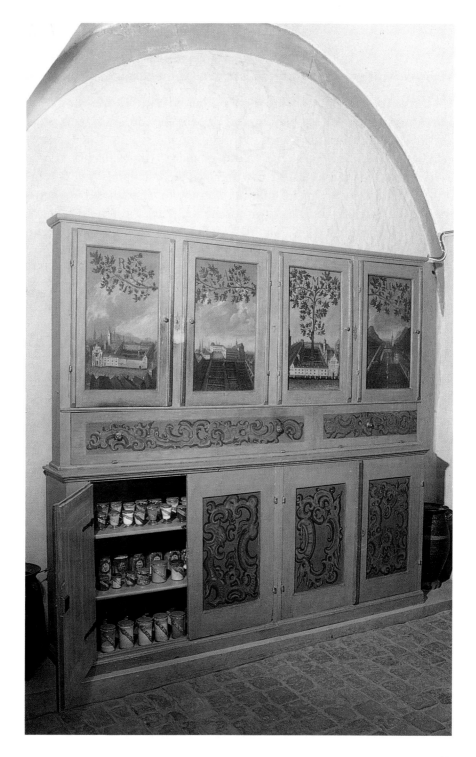

Wahrzeichen der Regensburger Elefanten-Apotheke

Häufig wurden in Deutschland die Apotheken nach Tieren wie Löwe, Bär, Hirsch oder Adler benannt und entsprechende Wahrzeichen an der Fassade und im Inneren der Apotheke angebracht. Die 1629 gegründete Elefanten-Apotheke in Regensburg trug zunächst keinen Tiernamen und wählte als erste Apotheke Deutschlands im 18. Jahrhundert die Bezeichnung „Elefanten-Apotheke". Bei dieser Namensgebung dachte man wohl an die mystische Kraft des Tieres und zugleich seine Bedeutung als Lieferant des auch als Heilmittel geschätzten Elfenbeins. Der Elefant des Wahrzeichens trägt eine große Decke, auf der ein doppelstöckiger Turm angebracht ist. Der untere, der die Breite des Rückens einnimmt, bot Platz für bewaffnete Krieger, die den im oberen Turm sitzenden Herrscher beschützten. So haben wir hier den reich geschmückten Kriegselefanten eines Königs vor uns.

Symbol of the Regensburg Elephant Pharmacy

In Germany, pharmacies were often named after animals such as the lion, bear, stag or eagle and had the corresponding figure mounted on the front of the building and displayed inside the shop. The Regensburg Elephant Pharmacy, established in 1629, did not have an animal name at first, but in the 18th century became the first pharmacy in Germany to call itself "Elephant Pharmacy". The name was probably inspired by the elephant's purported mystical powers and its importance as a source of ivory, which was also prized as a remedy. The elephant figure wears a blanket with a two-storeyed tower atop it. The lower storey, as wide as the elephant's back, had room for armed warriors who protected their ruler seated in the smaller upper tower. Thus we see before us the richly decorated war elephant of a king.

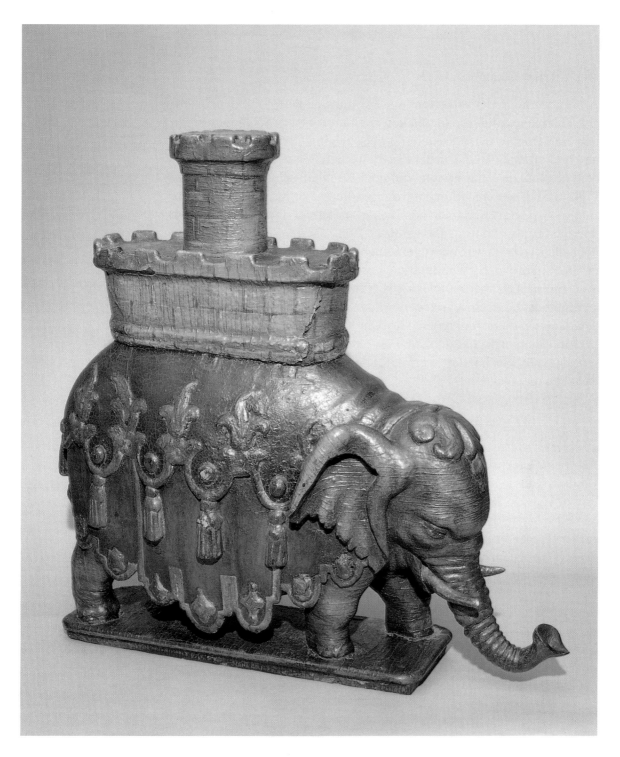

Der Theriakverkäufer

Auf einem hohen, profilierten, mit Perlmutt eingelegten Sockel steht der Theriakverkäufer in ländlicher Tracht mit einem Schlapphut. Um den Hals trägt er einen Kasten mit Fläschchen und hält in der erhobenen Linken eine Flasche, in der Rechten einen Becher. Diese aus Elfenbein geschnitzte Figur könnte von dem Elfenbeinschnitzer Troger um 1730 in Süddeutschland angefertigt worden sein. Sie erinnert an die zahlreichen Darstellungen von Scharlatanen und umherziehenden Arzneimittelverkäufern, die in einer Zeit, als die Apothekendichte noch nicht so hoch war, dem „gemeinen Volk" auf dem Lande Medikamente und oft auch „Wunderarzneimittel" anpriesen. Der Knoblauch als „Theriaca pauperum", also ein Allheilmittel für die Armen, war weithin beliebt, doch bei schweren Krankheiten mußte sich der Landbewohner an die sogenannten „Störger" wenden, die von den Apothekern und der um die Gesundheit ihrer Untertanen bedachten Obrigkeit seit dem 17. Jahrhundert verfolgt und deren Handel unter Strafe gestellt wurde.

The Treacle Vendor

Atop a high, contoured pedestal with mother-of-pearl inlays, the treacle vendor stands in rustic garb and slouch hat. Around his neck he carries a box of vials. In his raised left hand is a bottle, in his right a cup. This carved ivory figure could have been made around 1730 by the ivory carver Troger in southern Germany. It reminds us of the numerous depictions of charlatans and pedlars of remedies who hawked real and quack medicines to common countryfolk in a time when pharmacies were few and far between. Garlic, in *theriaca pauperum* or poor man's treacle, was quite popular. When seriously ill, however, country dwellers had to turn to travelling pedlars for cures. From the 17th century on, their trade was prohibited and they were hounded by pharmacists and authorities concerned for the health of their subjects.

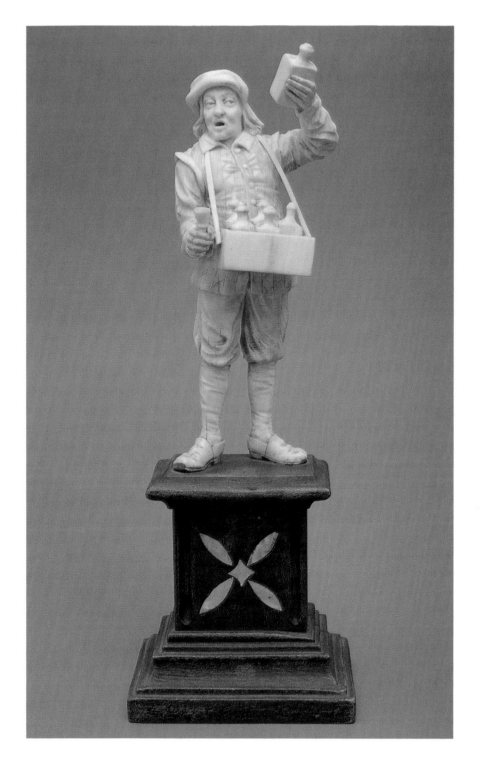

Barocker Zinnbehälter für Rosenwasser

Das große Zinngefäß trägt die Jahreszahl 1734 und die verschnörkelten Buchstaben J CL. Es sind die Initialen des Apothekers Johann Christoph Leddin, der in jenem Jahre die Rats- und Einhorn-Apotheke in Buxtehude erwarb, die sich bis heute im Besitz seiner Nachkommen befindet. Der mächtige Behälter diente zur Aufnahme von Rosenwasser, das einst in der Apotheke in zahlreichen Zubereitungen unser heutiges destilliertes Wasser vertrat und natürlich auch im Haushalt verwendet wurde. Aus diesem großen Bedarf erklärt sich die Größe dieser Behälter für Rosenwasser. Von Zinngefäßen dieser Art haben sich nur wenige bis heute erhalten. Die meisten wurden im Laufe der Zeiten ein Opfer der Zinnpest. Sie ist eine Folge der Aufbewahrung von Zinn bei großer Kälte, wobei dann das „weiße" Zinn in graues Pulver zerfällt.

Baroque Pewter Container for Rose Water

This big pewter container bears the year 1734 and the ornate letters JCL. They are the initials of pharmacist Johann Christoph Leddin and the year that he purchased the Council and Unicorn Pharmacy in Buxtehude. To this day the pharmacy is still owned by his descendents. The enormous jar was used to store rosewater, which at one time was used in a great number of preparations where we would use distilled water today. Naturally, it was also used in household kitchens. The huge demand explains the size of the jar. Very few such pewter storage jars have survived to the present day. Most of them have fallen victim to tin disease over the years. A result of low temperatures, it causes the "white" tin to disintegrate into a grey powder.

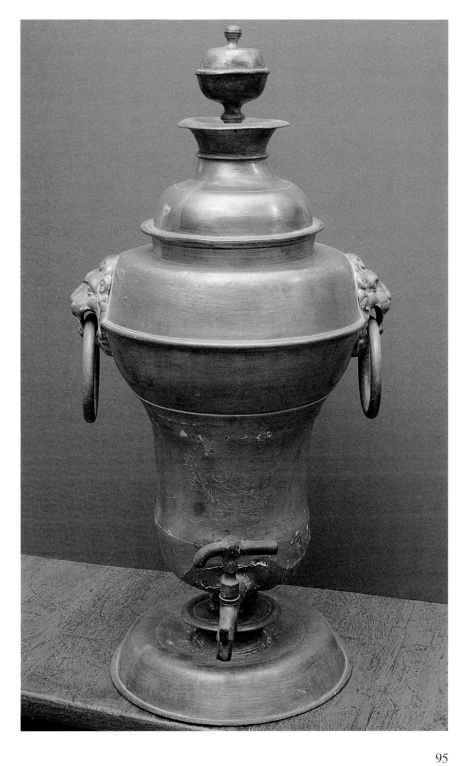

Reiseapotheke

Wer sich nicht auf umherziehende Arzneimittelhändler verlassen wollte, führte bei Reisen eine eigene Reiseapotheke bei sich. Dies war jedoch nur dem Adel und reichen Kaufleuten vorbehalten, die auch sonst ihre Arzneimittel aus der Apotheke bezogen. Der quadratische, mit Eisenbändern beschlagene Koffer birgt in den beiden Türen je vier quadratische Fläschen mit Zinnverschluß und eine Schublade. Im Hauptteil befinden sich vier runde Zinndöschen und drei größere quadratische Flaschen. Im Mittelteil erkennt man drei Schubfächer, von denen das unterste vorspringt. Der Deckel ist mit einer rot-goldenen Preßtapete ausgeschlagen, die auf die Zeit um 1740 verweist. Solche Reiseapotheken gehören heute zu den selteneren pharmazeutischen Antiquitäten.

Portable Medicine Kit

Whoever did not want to rely on medicine pedlars took along a portable medicine kit on his travels. They were only within the reach of noblemen and rich merchants, of course, who would have bought their medicines in a pharmacy when at home. This square case fitted with iron bands has two doors, each holding one drawer and four square bottles with pewter caps. In the main section are four small, round pewter tins and three fairly large square bottles. This middle section has three drawers, the lowest of which juts out somewhat. The red and gold pressed paper lining of the lid indicates that it was made around 1740. Today, such portable medicine cases are rare pharmaceutical antiques.

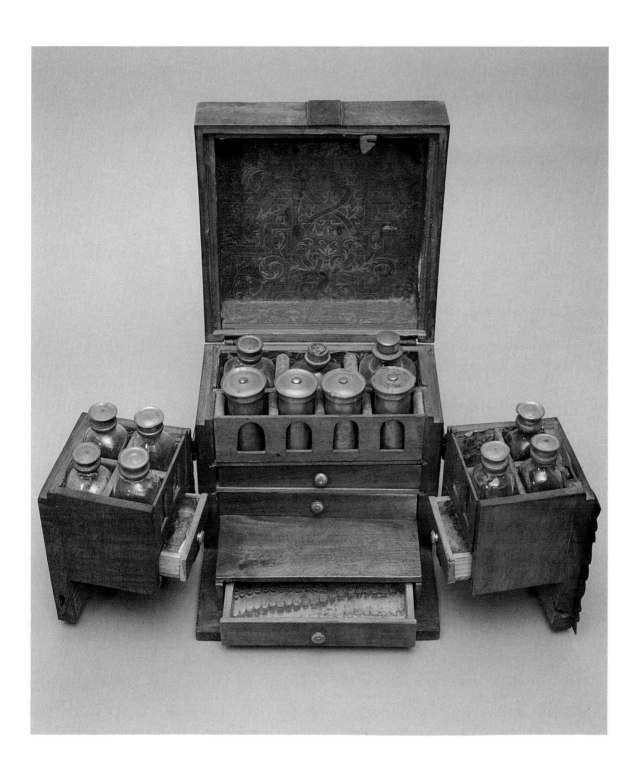

Glasflasche der Mohren-Apotheke in Mainz

Die überaus farbfrohen Glasstandgefäße der Mohren-Apotheke in Mainz sind hochbezahlte Lieblingsstücke der Glassammler. Sie wurden noch vor 1750 angefertigt, als der Mainzer Kurfürst Johann Friedrich Karl von Ostein seine damalige Hof-Apotheke prunkvoll ausstatten ließ. Um 1747 hatte Caspar Ritter als Hof-Apotheker die Mohren-Apotheke übernommen, dessen Initialen CR unten auf dem Glas erscheinen. Um den Schild breitet sich damasziertes Bollwerk aus, eine dickliche Putte läßt die Beine in das Schriftfeld baumeln und stützt das Mainzer Radwappen nebst Kurhut, Schwert und Bischofsstab. Unten lugt ein kleiner Mohr als Emblem der Apotheke neben dem Medaillon hervor, in das eine grüne Schlange symbolisch ihr Arcanum speit. Die Flasche diente zur Aufbewahrung von Theriakessenz, einem opiumhaltigen Präparat, das im 18. Jahrhundert sehr beliebt war.

Glass Bottles from the Moor Pharmacy in Mainz

The colourful glass jars from the Moor Pharmacy in Mainz fetch high prices from glass collectors. They were made before 1758, when Mainz' elector Johann Friedrich Karl von Ostein had what was then his court pharmacy sumptuously fitted out. Around 1747 Caspar Ritter, whose initials, "CR", are at the bottom of the jar, became court pharmacist and took over the Moor Pharmacy. The cartouche is framed by damascene scrollwork. A chubby putto lets his feet dangle into the centre and holds up the wheel symbol of Mainz with the elector's coronet, sword and crosier. At the bottom, a little moor, symbol of the pharmacy, peeks out around the medallion into which a green snake symbolically spits its arcanum. The bottle was used to store essence of treacle, a preparation containing opium which was very popular in the 18th century.

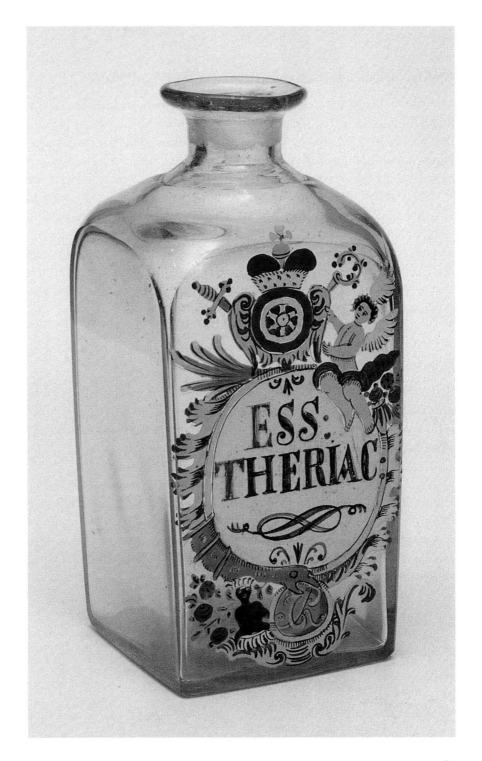

Blatt aus dem Stammbuch eines Halberstaedter Apothekers

Vom Ende des 16. bis weit ins 19. Jahrhundert hinein waren die Stamm-
bücher mit den Eintragungen der Freunde ihres Besitzers ein oft treuer
Spiegel seines Lebensweges. Viele Blätter dieser Bücher sind kleine
Kunstwerke wie unseres, das man als Apothekenidyll der Rokokozeit
bezeichnen könnte. Das Aquarell wurde 1751 in das Stammbuch des
Halberstaedter Apothekers C. F. Kratz gemalt, der damals noch in
Dresden als Apotheker tätig war. In dieser Apotheke sitzt am Tisch ein
Arzt, der einer Patientin ein Harnbeschauglas vorweist, in dem sich ein
winziger Embryo befindet. Recht anzüglich wird damit angedeutet, daß
die Beschwerden der jungen Dame nicht mit Medikamenten zu be-
heben sind, sondern sich in einem Dreivierteljahr von selbst erledigen
werden.

Page from the Guest Book of a Halberstaedt Pharmacist

From the end of the 16th century until well into the 19th century, guest
books with their entries by friends of the owner were often an accurate
reflection of his life. Many of the pages of these books were little works
of art like the one shown here, a whimsical scene in a Rococo pharmacy.
The watercolour was painted in 1751 in the guest book of Halberstaedt
pharmacist C. F. Kratz, who was working in Dresden at the time. In this
imaginary pharmacy, a doctor is seated at a table and shows his female
patient a urinal with a tiny embryo inside it. In this rather *risqué* manner
it is suggested that the young lady's complaints cannot be cured with
medicine, but will take care of themselves in nine months' time.

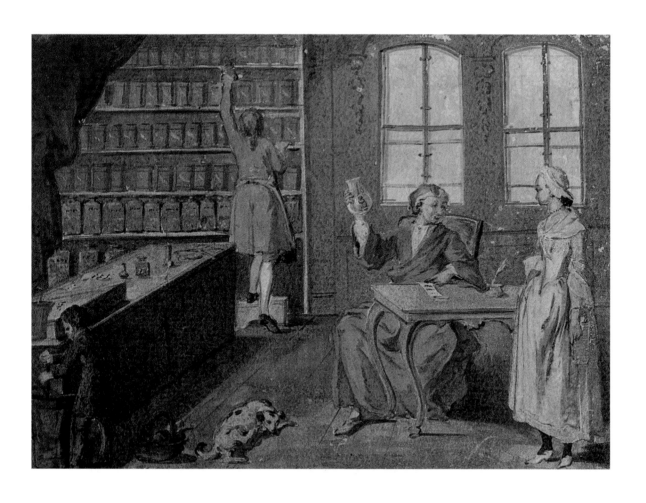

Lehrbrief für Johann Heinrich Linck d. J.

Der Lehrbrief für den Leipziger Apotheker Johann Heinrich Linck d. J. (1734–1807) wurde 1754 von dem Frankfurter Stadtapotheker Caspar Konrad Rühle ausgestellt. Rühle bekundet in diesem Brief, daß sein Lehrling Linck sich in der dreijährigen Lehrzeit von 1751 bis 1754 fleißig und redlich um die Erlernung der Apothekerkunst bemüht hat. Daß solche Lehrbriefe zur Ausübung des Apothekerberufes berechtigten, zeigt die Bitte des Frankfurter Stadtapothekers Rühle an alle Herren Doctores und Apotheker, Johann Heinrich Linck bei seinem beruflichen Fortkommen zu unterstützen. Linck studierte nach seiner Ausbildung in Frankfurt von 1754 bis 1757 in Straßburg Medizin und übernahm 1757 die väterliche Apotheke in Leipzig.

Certificate of Apprenticeship for Johann Heinrich Linck the Younger

This certificate of apprenticeship for the Leipzig pharmacist Johann Heinrich Linck the Younger (1734–1807) was issued by the Frankfurt municipal pharmacist Caspar Konrad Rühle in 1754. In this letter, Rühle confirms that during his three-year apprenticeship from 1751 to 1754, Linck applied himself earnestly to learning the art of pharmacy. The fact that Rühle requests all physicians and pharmacists to assist Johann Heinrich Linck in his career shows that such certificates of apprenticeship were in effect licences to practice pharmacy. After his training in Frankfurt Linck studied medicine in Strasbourg from 1754 to 1757 and took over his father's pharmacy in Leipzig in 1757.

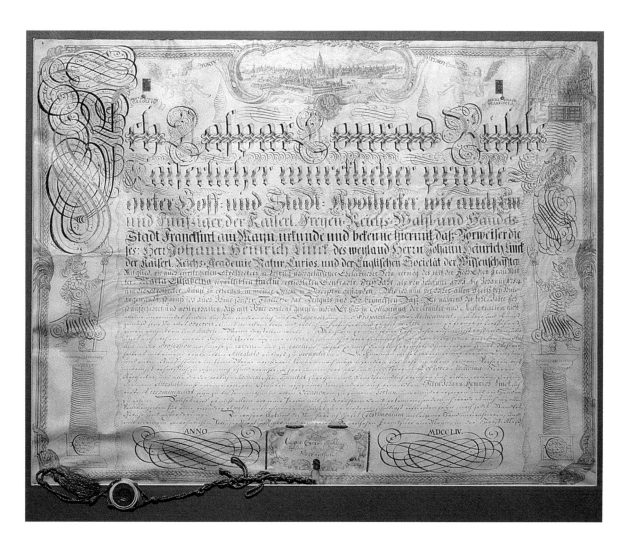

Schmiedeeiserne Aufsatzgitter des frühen 18. Jahrhunderts

Ein für den deutschen Sprachraum charakteristischer Einrichtungsgegenstand der Apotheken waren die Aufsatzgitter, die auf dem Rezepturtisch standen. Diese Kunstwerke dienten nicht nur dem Schmuck der Offizin; an ihnen wurden Handwaagen, Beutel, Bindfadenknäuel und Kräuterbündel aufgehängt und Kerzen zur Beleuchtung des Tisches befestigt. Dieses Aufsatzgitter stammt der Überlieferung nach aus einer Apotheke des Fürstbistums Würzburg. Sein Aufbau ist symmetrisch. Über dem Querbalken des Gitters steigen Spiralen auf, die von Klammern, den sogenannten Bunden, gehalten werden. Auf den Spiralen sind kleine Blätter angebracht. Oben thront die Gottesmutter auf der Erdkugel. Unter ihr kreuzen sich auf dem senkrechten Eisenstab zwei kleine Schlangen.

Wrought Iron Hanging Rack from the Early 18th Century

A fixture characteristic for pharmacies in German-speaking areas was the hanging rack mounted on the dispensing table. These works of art were not purely decorative, but served to hang up hand scales, bags, balls of string and bunches of herbs, as well as to hold candles to light the table. This symmetrically constructed rack is said to have come from a pharmacy in the prince-bishopric of Würzburg. Leafy vines are attached to the crossbar with clips. At the very top the Mother of God is enthroned on the globe and beneath her two small serpents entwine on the vertical iron bar.

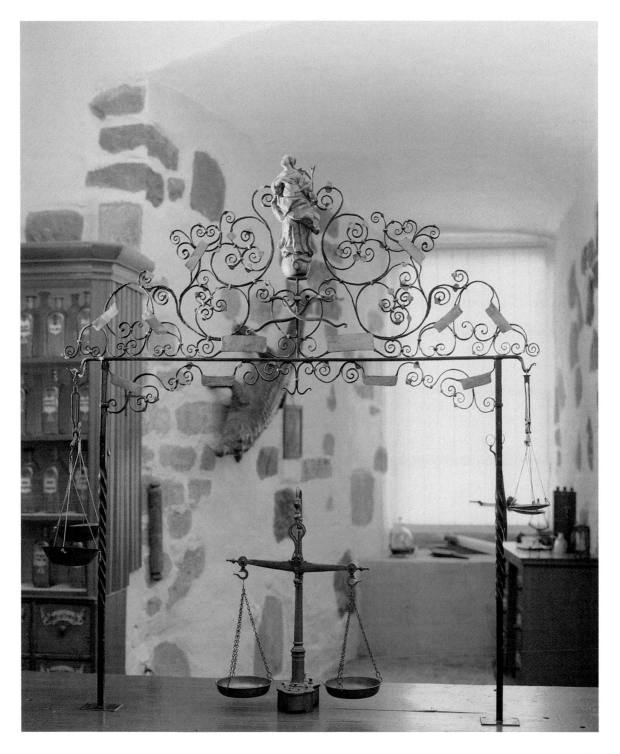

Zwei Zinngefäße des 18. Jahrhunderts

In den frühneuzeitlichen Apotheken standen auch Aufbewahrungsgefäße aus Zinn, die in der Mehrzahl musartige Arzneiformen enthielten. Zwar war Zinn als Material für Eß- und Trinkgeschirr weit verbreitet, wurde aber in den Apotheken aufgrund seiner bereits im 17. Jahrhundert bekannten Toxizität nur wenig gebraucht. Die beiden zylindrischen Standgefäße mit gewundenem Gefäßkörper und Deckel tragen auf den montierten Messingschildern die Inschrift „EXTR(ACTUM) QUAJAC(I)" und „H(ER)B(A)CARD(UI) B(ENEDICTI)" für Extrakte aus Guajakholz und Cardobenediktenkraut.

Two Pewter Jars from the 18th Century

Pharmacies of the early modern age also used storage containers made of pewter, primarily to hold medicines in paste form. Although pewter was quite a common material for plates and cups, it was only seldom used in pharmacies because it was known to be toxic by the 17th century. These two cylindrical jars with twisted bodies and lids have bronze plates mounted on them. They read "EXTR(ACTUM) QUAJAC(I)" and "H(ER)B(A)CARD(UI) B(ENEDICTI)" for extracts of guaiacum and blessed thistle.

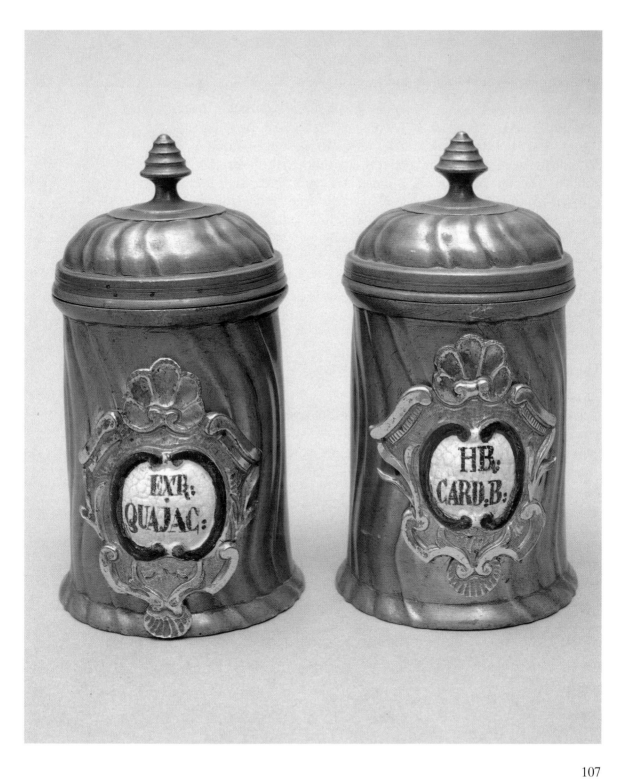

Das Kräuterbuch der Elizabeth Blackwell

Elizabeth Blackwell war die Frau des Abenteurers Alexander Blackwell, Sohn eines Aberdeener Theologen. Nach dem Weggang des Paares aus Schottland wurde Alexander Blackwell zu London in Schuldhaft genommen. Um ihren Lebensunterhalt bestreiten zu können, begann Elizabeth die Blumen des „Apotheker-Gartens" in Chelsea naturgetreu zu malen. Sie stach die Kupfer und führte die Kolorierung selbst aus; ihr Gatte soll die Nomenklatur der Pflanzen übernommen haben. Nach der ersten Ausgabe des „A curious Herbal" (1737–1739) übernahm es der Nürnberger Arzt und Kunstsammler Christoph Jakob Trew (1695–1769), eine neue lateinische Ausgabe von dem Stecher Nikolaus Friedrich Eisenberger (1707–1771) verfertigen zu lassen.

The Herbal of Elizabeth Blackwell

Elizabeth Blackwell was the wife of the adventurer Alexander Blackwell, son of an Aberdeen theologian. After the couple left Scotland, Alexander Blackwell was imprisoned in London for debts. To earn her living Elizabeth began to paint the flowers in the Chelsea "Pharmacist's Garden". She engraved lifelike pictures on copper and executed the colouration herself. Her husband is said to have taken care of the nomenclature of the plants. After the first edition of *A curious Herbal* (1737–1739), the Nuremberg physician and art collector Christoph Jakob Trew (1695–1769) commissioned a new, Latin edition from engraver Nikolaus Friedrich Eisenberger (1707–1771).

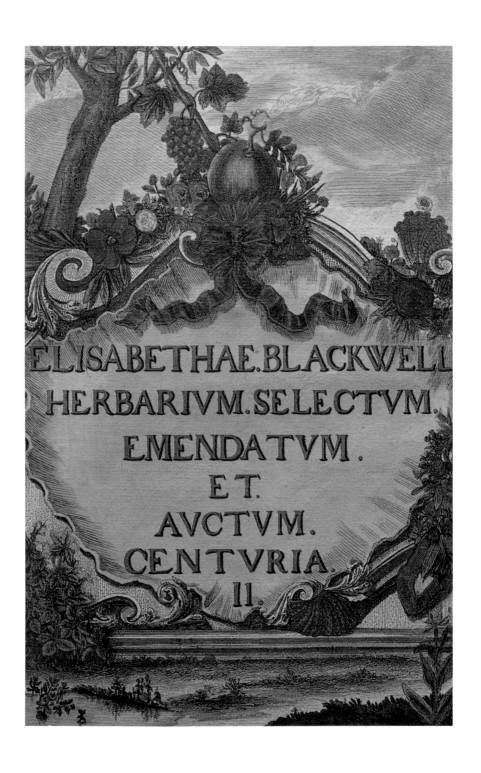

Das Labor im „Apothekerturm"

Der „Apothekerturm" des Deutschen Apotheken-Museums enthält eine Anzahl an Destilliergeräten und älteren Öfen. Zur Auf- und Zubereitung von flüssigen Arzneimitteln (Tinkturen, Essenzen, Spiritus, Wässern) dienten gläserne, tönerne oder metallene Geräte, in denen sich das feuchte oder trockene Ausgangsmaterial dem Einfluß von Hitze unterschiedlicher Stärke aussetzen ließ. Die spätestens seit der frühen Neuzeit einsetzende Formenvielfalt dieser Geräte entspricht den chemisch-operativ unterschiedlichen Verarbeitungsprozessen. Als wohl eindrucksvollstes Gerät birgt der „Apothekerturm" einen rekonstruierten Athanor (von arab. *at-tannur*) auch „Fauler Heinz" (lat. *piger henricus*) genannt, bei dem es sich um einen Langzeitbrennofen handelt, der dem Laboranten das Erzeugen von gleichmäßigen und geregelten Temperaturen ermöglichte. Auf den Nebenöfen sind Retorten mit Vorlagen placiert; an der Wand befinden sich Kolben und Retorten, Irdenware zur Filtration, Löffel und Kleingerät.

The Laboratory in the "Pharmacist's Tower"

The "pharmacist's tower" in the German Pharmacy Museum hosts a number of different distilling apparatuses and old furnaces. Glass, clay or metal devices were used to prepare liquid medicines such as tinctures, essences, spirits and waters. In them, the wet or dry ingredients were subjected to more or less intense heat. By the early modern age, a growing variety in the form of such equipment mirrored the multitude of different chemical and mechanical processes used in the preparation of medicines. The most impressive piece of equipment in the pharmacist's tower is probably the reconstruction of an athanor (from the Arabic *at-tannur*), also called in Latin a *piger henricus*, or "Lazy Harry". The athanor was a digesting furnace which made it possible to produce and maintain a constant, even heat for long periods. Retorts with receivers have been placed on the neighbouring furnaces and on the walls are flasks and retorts, earthenware filters, spoons and small instruments.

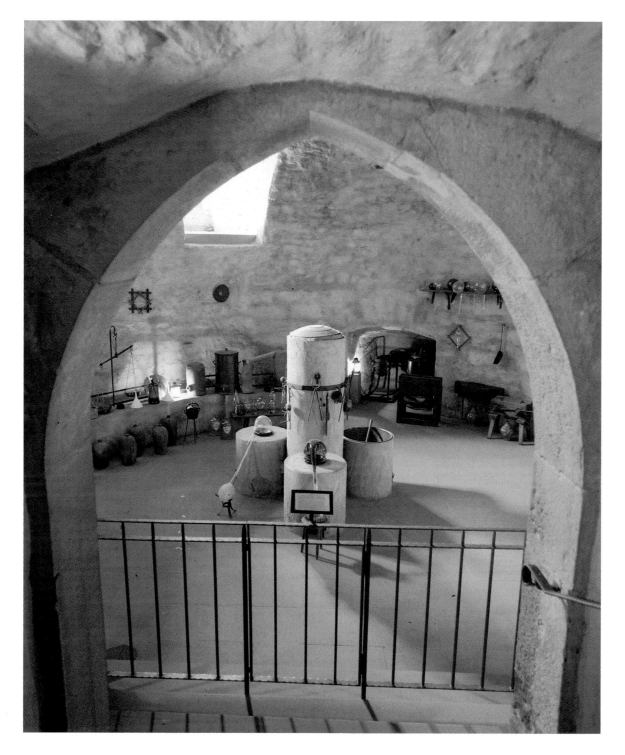

Detail aus dem Labor

Im Laboratorium wurde vor allem destilliert. Dabei befanden sich die zu destillierenden Materialien im Bauch des Kolbens (lat. curcubita, Kürbis, Gurke), auf dessen Hals ein Alembik (von arab. al-anbiq, griech. ambix) oder Rosenhut gesetzt wurde, in dem die aufsteigenden Dämpfe kondensierten. Über den Hals des Alembiks gelangte das Destillat – bisweilen unter Luft- oder Wasserkühlung – in die Vorlage (lat. receptaculum). Unter den älteren Destilliergeräten begegnet häufig auch die Retorte, eine Weiterentwicklung von Kolben und Alembik, bei der der Kolben nahtlos in einen gebogenen Hals übergeht. Zwischen Kolben und Hals befindet sich ein „Gewölbe", das man bei „tubulierten" Retorten mit einem Rohr (lat. tubus) ausstattete, um durch diese zusätzliche Öffnung auch während der Destillation Material oder Flüssigkeit in den Retortenbauch füllen zu können.

A Closer Look at the Laboratory

Distillation was the most common task in the laboratory. The material to be distilled was placed in the cucurbit (from Latin *curcubita*, squash or gourd). The vapours rose and condensed in the cap on the neck of the flask, the actual alembic (from the Arabic *al- anbiq*, Greek *ambix*). The distillate dripped through the alembic's beak, sometimes air or water-cooled, into the receiver (Latin *receptaculum*). Among the old distillation apparatuses we often find retorts, too, an advancement in which cucurbit and alembic have been fused into one piece of equipment. Between the belly and neck of the retort is an arch where a tube could be added. This extra opening could be used to add liquid or the distilland during the distilling process.

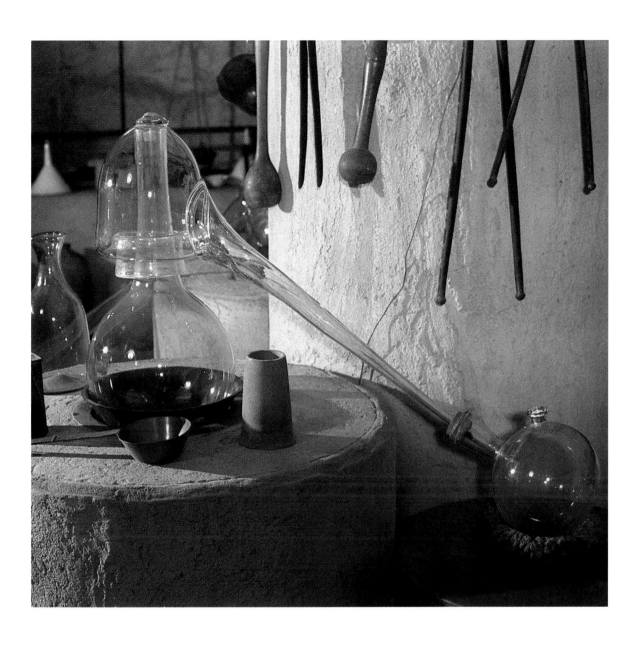

Der Rezepturtisch der Bamberger Offizin

Der Rokoko-Rezepturtisch aus der fürstbischöflichen Hof-Apotheke zu Bamberg besticht durch seine außergewöhnlich schöne Form, die weniger an ein Gebrauchs- als ein Einrichtungsmöbel erinnert. Nur die Schubladen, die auf beiden Seiten dieses Tisches angebracht sind und die Waagenhalter gemahnen daran, daß Apotheker ihre Medikamente an diesem Tisch zusammenstellten. Die Waagenhalter dienten zur Aufnahme von Handwaagen verschiedener Größe, die so dem Apotheker bei der Arzneizubereitung bequem verfügbar waren. Eine Besonderheit dieses Rezepturtisches stellt auch eine kleine Kasse für Bargeld dar, das man durch einen Schlitz in eine der oberen Schubladen zur Begleichung von Medikamentenrechnungen werfen konnte.

Worktable from the Bamberg Dispensary

The Rococo worktable from the Bamberg prince-bishop's Court Pharmacy impresses us with its unusually beautiful shape. It seems more a piece of furniture to live with than to work on. Only the drawers both sides of the table and the balance stands remind us that pharmacists prepared their medicines at this table. The stands served to hold hand scales of various sizes so that they were within easy reach of the pharmacist working here. A special feature of this worktable is the small cash till. Pharmacy bills could be paid by putting money into the slot in one of the upper drawers.

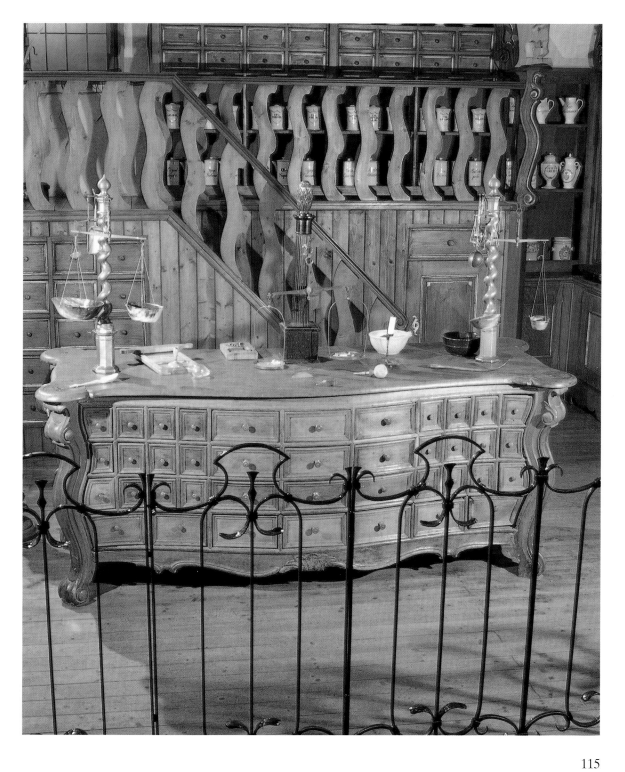

Weithals-Vierkantglas der Römer-Apotheke in Erfurt

Nirgendwo in Europa waren die Gläser der Apotheken so farbprächtig geschmückt wie in Deutschland, dessen Glashütten es verstanden, prachtvolle Dekore in Emailmalerei zu fertigen. Ein bezeichnendes Beispiel dafür sind die um 1770 entstandenen Gläser der Römer-Apotheke in Erfurt. Erfurt gehörte im 18. Jahrhundert zum Territorium von Kurmainz, weshalb die Gläser der Römer-Apotheke den von weißen Perlen umgebenen Mainzer Kurhut tragen. Auf rotem Grund umschließt üppige blaue Rocaille den Schild, der jetzt die Auflösung der bis dahin traditionellen Ovalform zeigt. Den gelb eingefaßten Schild beschließt unten eine gelbe Blüte. Die Aufschrift MERCUR(IUS) VITAE benennt ein Arzneipräparat des berühmten Arztes Paracelsus, das durch Eingießen von Antimontrichlorid in Wasser hergestellt wurde und vorwiegend als Brechmittel Verwendung fand.

Wide-Mouthed Square Jar from the Roman Pharmacy in Erfurt

Nowhere in Europe were apothecary bottles as colourfully decorated as in Germany, whose glassworks produced magnificent enamel painting. These bottles from the Roman Pharmacy in Erfurt were made around 1770 and are typical of such decoration. In the 18th century Erfurt belonged to the Electorate of Mainz, which is why the glasses from the Roman Pharmacy bear the Mainz elector's hat surrounded by white beads. On a red background rich blue rocaille frames the cartouche, which shows signs of abandoning the traditional oval form favoured until then. A yellow edging around the central panel is rounded off by a yellow flower at the bottom. The jar is labelled "MERCUR(IUS) VITAE", a medicinal preparation from the renowned physician Paracelsus. It was made by pouring antimony trichloride into water and was used primarily as an emetic.

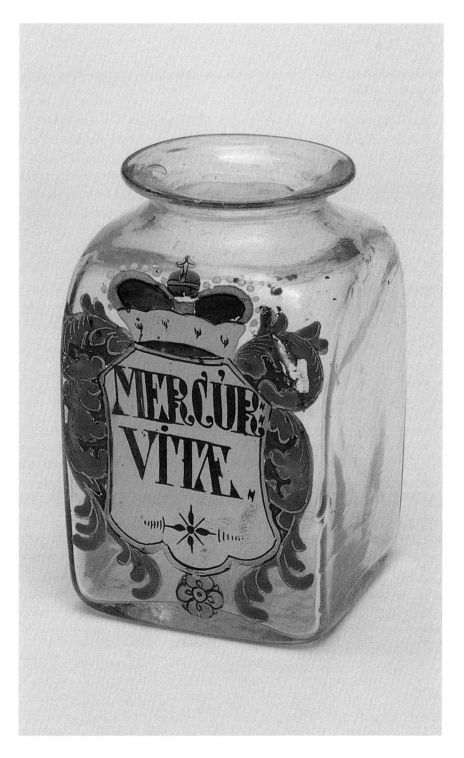

Prozessionsfahne mit Darstellung der Heiligen Kosmas und Damian

Seit langem gelten die beiden Brüder Kosmas und Damian, die unter Kaiser Diokletian das Martyrium erlitten hatten, als Schutzheilige der Ärzte und Apotheker. Eines der vielen bildlichen Dokumente für die Bindung der beiden Heiligen an die Pharmazie aus der Zeit des Rokoko ist die Prozessionsfahne der ehemaligen Zisterzienserinnen-Reichsabtei Gutenzell, die für die Ausbreitung des Kosmas- und Damian-Kultes im Schwäbischen eine große Rolle gespielt hat. Auf ihr sind zwei Offizinen zu sehen, zwischen denen die Gebäude der Abtei wiedergegeben sind. Vor der beiden Heiligen, die vor dem Kreuz mit dem Corpus Christi knien, liegen Palmenzweig und Schwert als Hinweis auf ihren durch das Schwert erlittenen Tod. Die linke Bildbegrenzung bilden Berufssymbole wie Harnbeschauglas, Drogenbüchse, Schere und Spatel, die rechte Leidenswerkzeuge ihres Martyriums wie Beil, Schwert, Morgenstern und Fackel.

Processionary Banner with Picture of Saints Cosmas and Damian

The two brothers Cosmas and Damian, martyred under Emperor Diocletian, have long been the patron saints of physicians and pharmacists. One of the many pictorial documents of the close ties between the two saints and pharmacy in the Rococo age is this processional banner from the former imperial Cistercian abbey of Gutenzell, which played a major role in spreading the cult of Cosmas and Damian in Swabia. On the banner one can see two pharmacies between which the buildings of the abbey are depicted. In front of the two saints, who are kneeling before a crucifix, are a palm branch and sword symbolizing their death at the sword. At the left edge of the picture are symbols of the pharmaceutical and medical professions such as urinal, medicine box, scissors and spatula. On the right are instruments of martyrdom such as the axe, sword, morgenstern and torch.

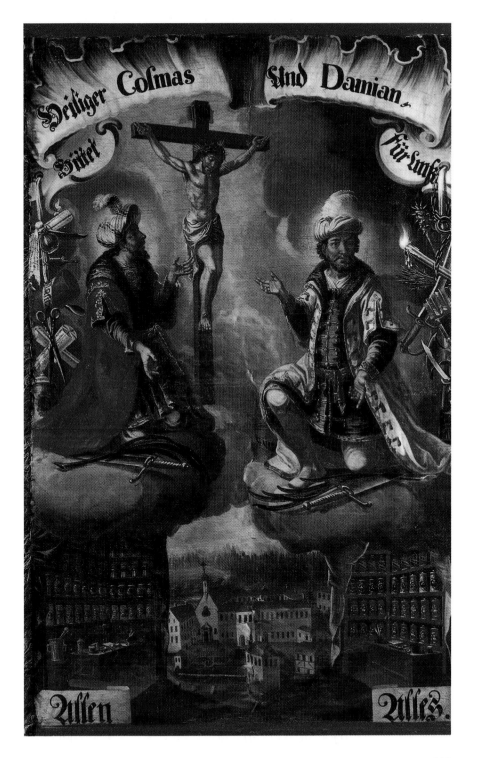

119

Ölgemälde von Kosmas und Damian

Weniger anspruchsvoll als die Prozessionsfahne von Gutenzell gibt sich ein fast im naiven Stil gehaltenes Ölgemälde im Besitz des Deutschen Apotheken-Museums, das die Heiligen Kosmas (rechts) und Damian (links) wiedergibt. Da im Hintergrund eine Kirche abgebildet wird, scheint es sich auch bei diesem Gemälde um die Darstellung der Schutzheiligen dieser Kirche zu handeln. Die schützende Wirkung der Heiligen wird durch die Putti unterstrichen, von denen der mittlere Lorbeerkränze über die recht ungeschlacht gestalteten Figuren hält. Als Entstehungszeit für dieses Gemälde wird man das 18. Jahrhundert vermuten dürfen, wobei der Stil eher auf eine ländliche Region als eine bedeutende Künstlerschule hinweist.

Oil Painting of Cosmas and Damian

This almost naive oil painting of Saint Cosmas on the right and Saint Damian on the left has fewer artistic pretensions than the processional banner from Gutenzell. Since there is a church pictured in the background, it seems likely that this painting portrays its patron saints. The protection of the saints is emphasized by the putti, the middle one of which is holding laurel wreaths over the clumsily executed figures. This picture was probably painted in the 18th century. Its style indicates a country provenance rather than a significant artistic school.

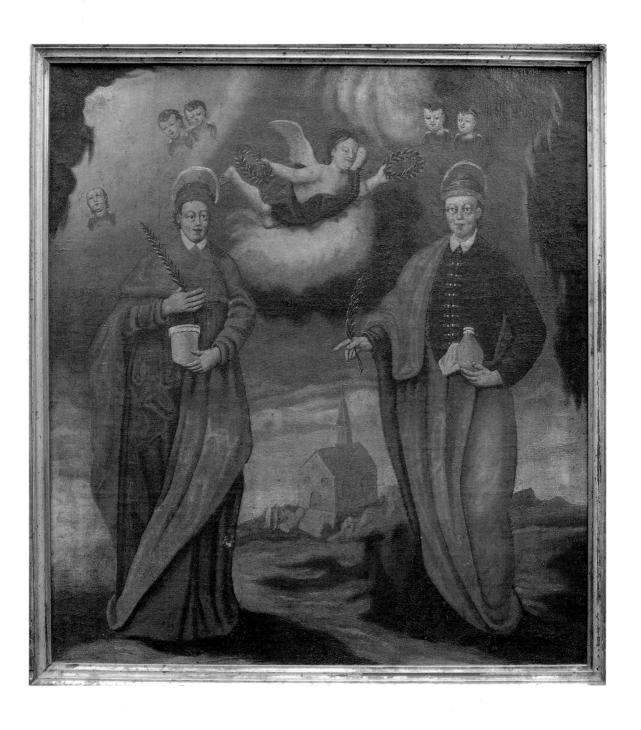

Glasflasche der Unteren Apotheke in Pössneck

Das thüringische Städtchen Pössneck war vermutlich der Schauplatz von Goethes Epos „Hermann und Dorothea", in dem der Dichter auch einen typischen Apotheker seiner Zeit schilderte. Vermutlich war sein Vorbild der Apotheker Georg Heinrich Löber, der damals die Pössnecker Apotheke leitete. Nach seinen Tagebuchaufzeichnungen war Goethe im Sommer 1795 in Pössneck. Sollte er damals die Apotheke aufgesucht haben, dann hat er diese Gläser gesehen, für deren Zopfstil die blaue, von oben in den Schild hineinragende Girlande und die drei Rosenblüten charakteristisch sind. Dem blau umrandeten Schild schließt sich ein rotes Farbband an, dem sich ein Kranz von Blättern und roten Blüten angliedert. Die Bezeichnung T(INCTU)R(A) BEZOARD(ICA) weist auf eine vielverwendete Tinktur hin, die bei Koliken, Magenschmerzen und Diarrhöen verwendet wurde.

Glass Bottle from the Lower Pharmacy in Pössneck

The Thuringian town of Pössneck probably provided the setting for Goethe's epic poem "Hermann and Dorothea", in which the poet described a typical pharmacist of his day. His model was probably Georg Heinrich Löber, who ran the Pössneck pharmacy at the time. According to his diary entries, Goethe was in Pössneck in the summer of 1795. If he visited the pharmacy that summer, then he saw these bottles. The blue garland hanging down into the middle and the three rose blossoms are characteristic of the bottles' wreath design. The central panel is edged with a blue, then with a red band which sends red leaves out to mingle in the outer wreath of green leaves. The designation "T(INCTUR)A BEZOARD(ICA)" refers to a tincture which was used frequently to treat colic, stomach- ache and diarrhoea.

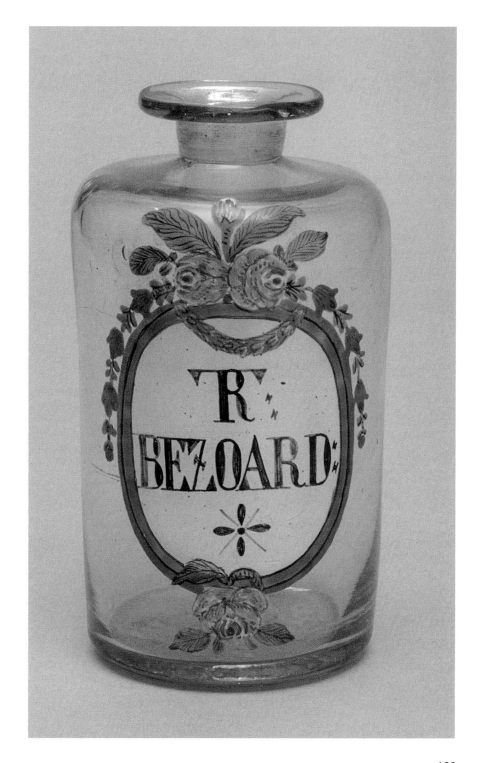

Apothekentopf aus Elsaß-Lothringen

Die große Zeit der Fayence-Manufakturen war in Deutschland wie in Frankreich das 18. Jahrhundert. Aus dessen letztem Drittel stammt das schmucke Gefäß mit der Aufschrift AXUNG(IA) HIRCI = Bocksschmalz. So sehr die Form des Stückes mit dem breiten, stark abgesetzten Glockenfuß und dem bauchigen, in ein zylindrisches Oberteil übergehenden Gefäßkörper die Eigentümlichkeiten der französischen Fayencekunst wiederspiegelt, besitzt der Dekor, der in Muffelfarben ausgeführt ist, Verwandtschaft zu deuschen Fayencen. Er besteht aus einem grünen Blätterkranz, den fünf große Rosenblüten und acht glockenförmige Blüten in Rot unterbrechen. Das Gefäß dürfte an der Grenze zwischen Lothringen und Elsaß, in Niederweiler, entstanden sein.

Apothecary Jar from Alsace-Lorraine

Both in Germany and in France, the 18th century was the great age of the faience manufactories. It was in the last third of that century that this attractive jar was made. It is labelled "AXUNG(IA) HIRCI" – goat lard. The form of the piece reflects the peculiarities of French faience art: a tall, bell-shaped base with a wide foot and a big-bellied body topped by a cylindrical neck. The decoration in muffle colours, on the other hand, reveals a close relationship to German faiences. It consists of a green wreath of foliage punctuated by five large roses and eight bell-shaped flowers in red. This jar was probably made in Niederweiler on the border between Lorraine and Alsace.

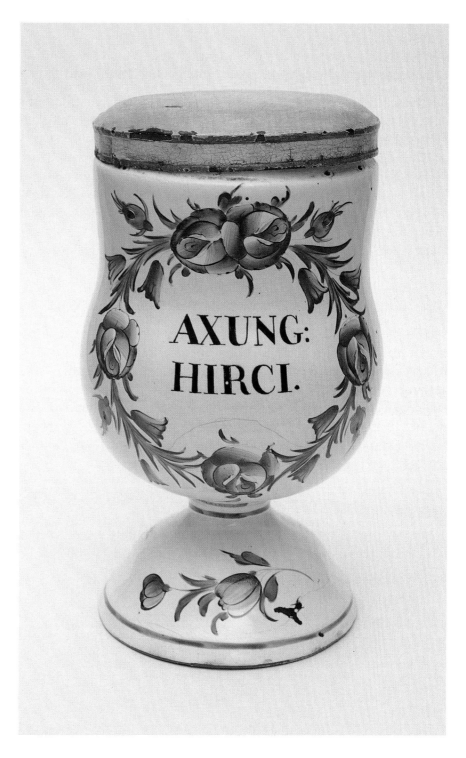

Glasflasche der Mohren-Apotheke in Mühlhausen (Thüringen)

Die Flasche entstammt der Zeit um 1775 und wurde in einer der sehr leistungsfähigen Thüringer Glashütten gefertigt. Um den Schild, der die bis dahin meist übliche Ovalform verändert, legt sich bizarr verspielte Rocaille, wobei die asymmetrisch dekorierte Kartusche auf der rechten Seite des Schildes durch dunklere Tönungen der Emailfarben betont wird. Als Wahrzeichen der Apotheke erscheint oben ein Mohrenkopf, der einen weißen Turban mit drei roten Binden und großem Federstutz trägt. Die zweifarbige Beschriftung mit den roten Anfangsbuchstaben lautet ESS(ENTIA) CASTOR(EI) = Bibergeilessenz.

Glass Bottle from the Moor Pharmacy in Mühlhausen (Thuringia)

This bottle was made around 1775 in one of the very productive glassworks of Thuringia. Fanciful, ornate rocaille frames the cartouche, which has departed from the oval form customary until then. The asymmetrical decoration is emphasized by the darker shading of the enamel on the right side. At the top appears the emblem of the pharmacy, a moor's head wearing a white turban with three red stripes and a large plume. The two-coloured inscription with the red initials reads "ESS(ENTIA) CASTOR(EI)" – essence of castoreum.

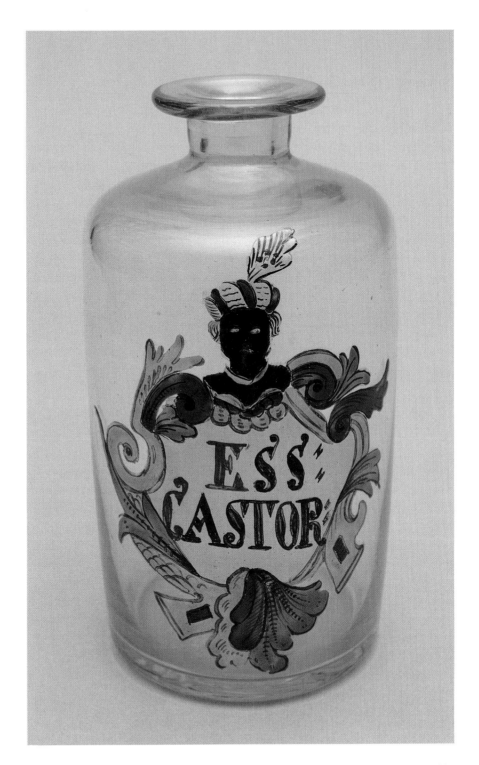

Johann Bartholomäus Trommsdorff

Einer der geachtetsten deutschen Apotheker der Goethezeit war Johann Bartholomäus Trommsdorff (1770–1837), Besitzer der Schwanen-Ring-Apotheke in Erfurt und Professor der Medizin an der dortigen Universität. Seine Bemühungen um die wissenschaftliche Bildung der Apotheke weisen in zwei Richtungen: Zum einen versuchte er durch sein 1793 gegründetes „Journal der Pharmacie für Aerzte und Apotheker" den naturwissenschaftlichen Bildungszustand literarisch anzuheben, zum anderen aber auch das Niveau der Pharmazie in der Praxis zu verbessern. Hierzu gründete er 1795 eine Lehranstalt, die schnell weithin bekannt wurde. In ihr erlernten seine Zöglinge nicht, wie sonst in der Lehrzeit oft üblich, nur handwerkliche Fähigkeiten, sondern wurden sie auch naturwissenschaftlich unterrichtet. Auch als Naturforscher fand Trommsdorff hohe Anerkennung. Sein unsigniertes Altersbildnis, ein Ölgemälde auf Leinwand, wurde 1957 von seinen Nachkommen dem Deutschen Apotheken-Museum geschenkt.

Johann Bartholomäus Trommsdorff

One of the most respected German pharmacists in the Age of Goethe was Johann Bartholomäus Trommsdorff (1770–1837), owner of the Swan-Ring Pharmacy in Erfurt and professor of medicine at Erfurt University. His efforts in the area of pharmacy education were two-pronged. On the one hand, he tried to improve the quality of its professional literature by starting the *Journal der Pharmacie für Aerzte und Apotheker* ("Journal of Pharmacy for Physicians and Pharmacists") in 1793. On the other he tried to further the actual training of pharmacists by founding a pharmacy school in 1795 which quickly made a name for itself. In contrast to what was customary during an apprenticeship, his pupils not only learned the handicraft, but also the scientific basis of pharmacy. Trommsdorff was also a highly acclaimed researcher. An unsigned oil-on-canvas portrait of Trommsdorff as an old man was donated to the German Pharmacy Museum by his descendents in 1957.

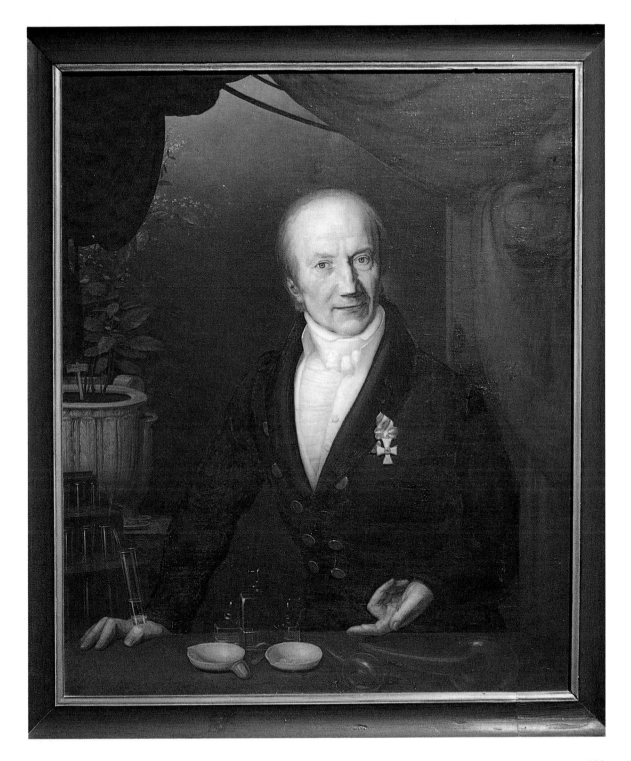

129

Figur des Aesculap

Die Figuren von Aesculap und Hygieia stammen aus der Schwarzacher Apotheke, obgleich sie vermutlich in Frankreich geschnitzt worden sind. Aesculap oder Asklepios galt den Griechen als Gott der Heilkunde, dem sie eigene Heiligtümer in Epidaurus, Athen, Pergamon, Kos und Rom erbauten. Diese Asklepieien waren Kult- und Genesungsstätte zugleich – in ihnen erfuhr der Kranke durch den Schlaf Heilung. Bereits seit der Antike wird Aesculap mit einem Stab dargestellt, um den sich die Natter windet. Viele, insbesondere römische Skulpturen und Münzen zeigen den heilbringenden Gott mit der Schlange. Seit der Renaissance wird der Schlangenstab des Asklepios als medizinisches und pharmazeutisches Symbol verwendet.

Figure of Aesculapius

These figures of Aesculapius and Hygeia come from the Schwarzach Pharmacy, although they were probably carved in France. The Greeks honoured Aesculapius or Asclepius as the god of healing and built shrines to him in Epidaurus, Athens, Pergamum, Kos and Rome. These sanatoriums were places of worship and of healing at the same time. In them, the patients found healing through sleep. Even in antiquity, Aesculapius was represented by a staff with a serpent coiled around it. Many sculptures and coins, especially the Roman ones, show the god of healing with the snake. Since Renaissance times, the staff of Aesculapius has been used as a medical and pharmaceutical symbol.

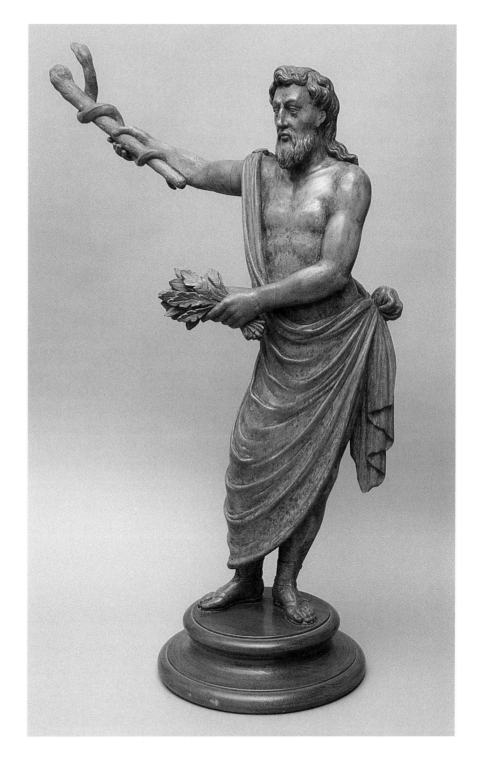

Statue der Hygieia

Während Asklepios als Gott der Heilkunde verehrt wurde, galt seine Tochter Hygieia als die personifizierte Gesundheit. Gemeinsam mit dem Asklepioskult verbreitete sich auch der Kultus um Hygieia in der antiken Welt. Häufig treten Asklepios und Hygieia als Paar auf, das eine Kultgemeinschaft bildet; in römischer Zeit begleitet sie oft ein Telephoros genanntes Kapuzenmännchen. Auf die „Schlangenfütterin" Hygieia weist auch die französische Plastik des 18. Jahrhunderts hin: Die Schlange windet sich um den Arm der Göttin, die die Futterschale in der Hand hält.

Statue of Hygeia

While Asclepius was honoured as the god of healing, his daughter Hygeia was regarded as the personification of health. Together with the cult of Asclepius, that of Hygeia spread throughout the antique world. Often Asclepius and Hygeia appear together and were worshipped jointly. In Roman times they were often accompanied by a little hooded man called a *telephoros*. This 18th century French figurine portrays Hygeia in her role as snake feeder: the serpent is coiled around the arm of the goddess, who holds a feeding bowl in her other hand.

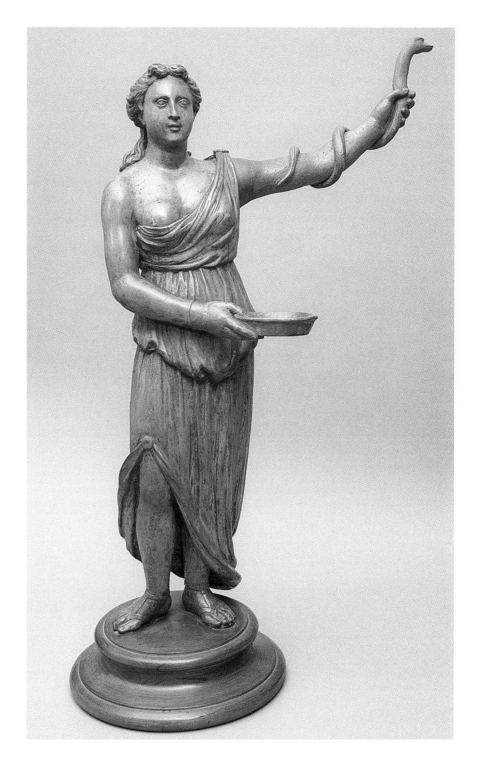

Der kurpfälzische Löwe als Mannheimer Apothekenwahrzeichen

Als Wahrzeichen der Mannheimer Löwen-Apotheke diente Jahrzehntelang der nach links blickende Löwe mit einem Mörser zwischen den Vorderpranken. Der Löwe begegnet als kurpfälzisches Wappentier seit dem 13. Jahrhundert; er findet sich sowohl im Wappen Heidelbergs als auch Mannheims wieder. Die noch heute bestehende Löwen-Apotheke zu Mannheim stellte dem Deutschen Apotheken-Museum ihr Wahrzeichen als Verbundenheit zwischen den beiden kurpfälzischen Städten als Dauerleihgabe zur Verfügung.

The Lion of the Electorate
of the Palatinate as an Emblem of the Mannheim Pharmacy

For decades, the lion with its head turned to the left and a mortar between its front paws served as the emblem of Mannheim's Lion Pharmacy. The lion has been the heraldic symbol of the Electorate of the Palatinate since the 13 th century and appears in the coats of arms of both Heidelberg and Mannheim. The Lion Pharmacy, which is still in business today, has permanently lent its old emblem to the German Pharmacy Museum as a symbol of the close ties between the two old cities of the Palatinate.

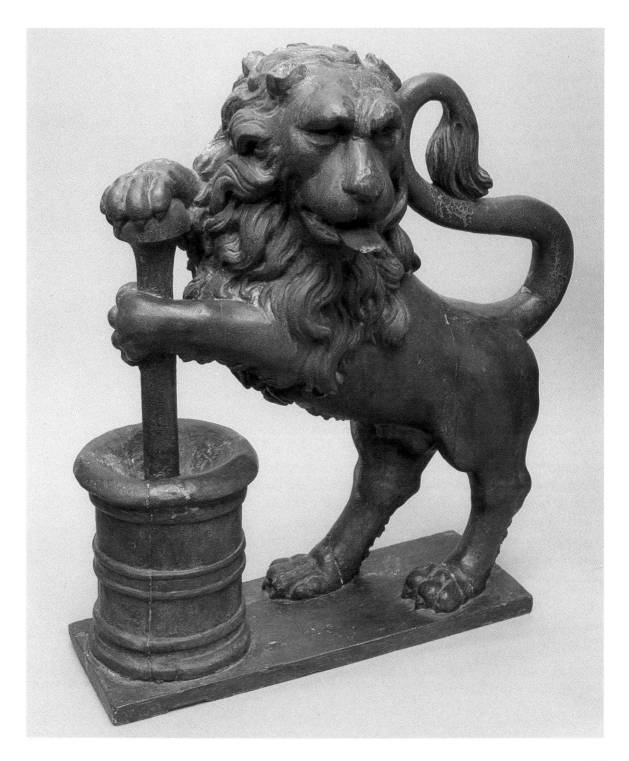

Deutsche Holzbüchse mit Wappendekor

Holzbüchsen dienten in den alten Apotheken dazu, kleinere Mengen pflanzlicher Drogen aufzunehmen, während größere Mengen in Schubladen untergebracht wurden. Fast nie standen solche Büchsen in den Offizinen, die mit ihren bunten Gefäßen und Gläsern dem Besucher ein farbenfrohes Bild boten. Die hölzernen Büchsen standen in der dem Publikum nicht zugänglichen Materialkammer. In solchen Nebenräumen der Apotheke war es nicht nötig, farbig dekorierte und damit teuere Gefäße aufzustellen. Man verwendete dort schlichte Behältnisse. Daher zählen Holzbüchsen mit farbigem Wappenschmuck zu recht seltenen Ausnahmen. Unsere lackierte, zylindrische Büchse aus Kirschbaumholz schmückt ein Wappen mit blauem Adler auf gelbem Feld mit einem darunterliegenden dreigipfeligem Berg in Grün.

German Wooden Box with Coat of Arms

In old pharmacies, wooden boxes were used to store small quantities of herbal drugs, while larger quantities were kept in drawers. Such boxes were almost never kept in the dispensary, where colourful jars and bottles were placed on display for the customer. The wooden boxes were kept in the storage room, which was not open to the public. In such side rooms it was not necessary to set up expensive, decorated jars, so plain containers were used. For this reason, wooden boxes with coloured coats of arms were quite rare exceptions to the rule. Our lacquered, cylindrical box of cherry-wood is adorned with a coat of arms bearing a blue eagle on a field of yellow with a three-peaked, green mountain below it.

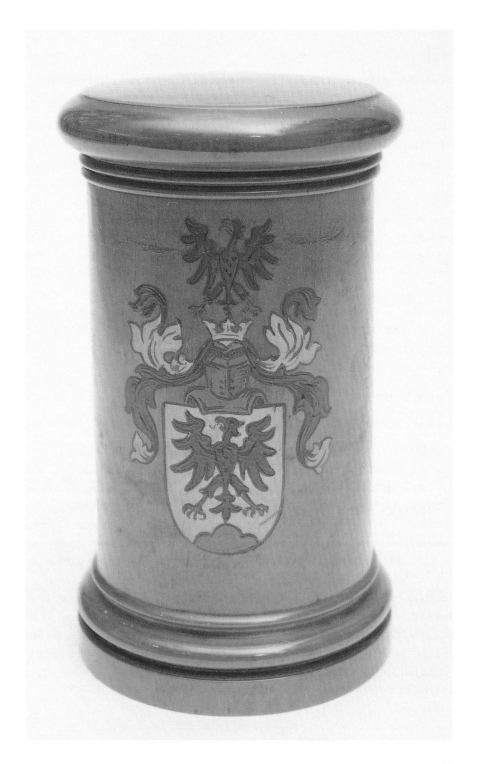

Medaillen auf Carl Wilhelm Scheele und die Hagen-Buchholz-Stiftung

Das hohe wissenschaftliche Ansehen, dessen sich die Apotheker im endenden 18. und beginnenden 19. Jahrhundert erfreuten, spiegeln die Medaillen auf den deutsch-schwedischen Chemiker Carl Wilhelm Scheele und die deutschen Apotheker Carl Gottfried Hagen und Christian Friedrich Buchholz wider. Scheele (1742–1786) besuchte die Schule in seiner Vaterstadt Stralsund und erlernte den Apothekerberuf in Göteborg und Malmö. Er war ein glänzender Analytiker, der unter anderem den Sauerstoff entdeckte. Hagen (1749–1829) studierte an der Universität Königsberg und übernahm dort 1773 eine Apotheke. 1788 erhielt er eine ordentliche Professur. Buchholz (1770–1818) übernahm 1794 die väterliche Apotheke in Erfurt und wurde 1810 dort zum Professor der Chemie berufen. Um die wissenschaftliche Bildung der Apotheker zu erhöhen, wurde 1828 die Hagen-Buchholz-Stiftung gegründet, die bis 1935 bestand und Preise an junge Apotheker für besondere wissenschaftliche Leistungen vergab.

Carl Wilhelm Scheele Medal and Hagen-Buchholz Foundation Medal

The high scientific standing enjoyed by pharmacists in the late 18th and early 19th centuries is reflected in the medals commemorating the German-Swedish chemist Carl Wilhelm Scheele and the German pharmacists Carl Gottfried Hagen and Christian Friedrich Buchholz. Scheele (1742–1786) attended school in his home town of Stralsund and studied pharmacy in Göteborg and Malmö. He was an excellent analytic chemist and discovered oxygen. Hagen (1749–1829) studied at the University of Königsberg. In 1773 he took over a pharmacy there and in 1788 was made a full professor. Buchholz (1770–1818) took over his father's pharmacy in Erfurt in 1794 and was made a professor of chemistry there in 1810. The Hagen-Buchholz Foundation was established in 1828 to promote the academic training of pharmacists. It remained in existence until 1935 and awarded prizes to young pharmacists for outstanding scientific achievements.

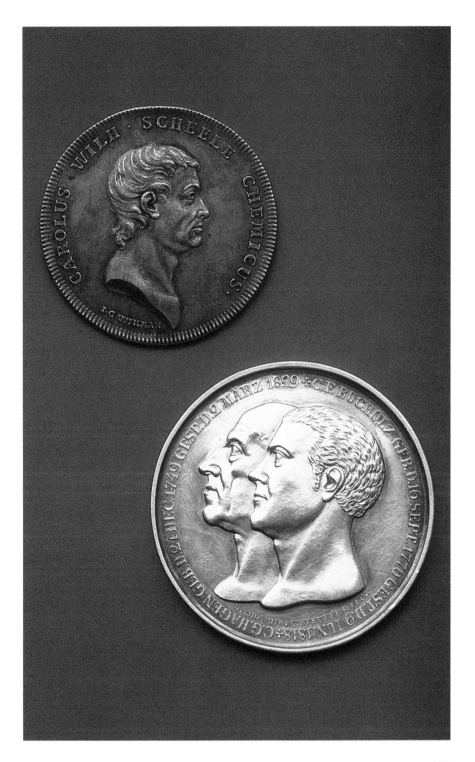

139

Offizin der Ulmer Kron-Apotheke

1812 erhielt die als vierte Ulmer Offizin 1600 gegründete Kron-Apotheke durch ihren Besitzer Christoph Jacob Faulhaber (1772–1842) eine neue, dem Stil der Zeit angepaßte Inneneinrichtung, die bis 1898 ihr Erscheinungsbild prägte. Anschließend im Ulmer Museum untergebracht, gelangte sie nach dem Zweiten Weltkrieg nochmals zur pharmazeutischen Verwendung als Einrichtung der kriegszerstörten Mohren-Apotheke, bis sie in den 50er Jahren im Deutschen Apotheken-Museum Aufstellung fand. Hatte man in den vergangenen Jahrhunderten versucht, den Apothekenoffizinen durch das Zurschaustellen farbiger Standgefäße ein möglichst eindrucksvolles Aussehen zu verleihen, so überraschte die aus Kirschbaumholz gefertigte, weitgehend schmucklose Ulmer Einrichtung dadurch, daß sie die meisten Gefäße dem Blick des Beschauers entzieht. Lediglich ein ovales Schild mit dezenter Rankenverzierung und einfacher, schwarzer Beschriftung vermerkt, welche Arzneizubereitungen hinter den kleinen Türchen zu finden sind. Das Mobiliar wirkt außer dem Giebelgesims schmucklos, so daß eine Offizineinrichtung entstand, deren klare Linienführung in der Vermeidung aller antikisierenden Formen bereits auf den bürgerlichen Biedermeierstil hinweist.

Dispensary of the Crown Pharmacy in Ulm

The Crown Pharmacy was established in 1600, the fourth pharmacy in Ulm. In 1812 its owner, Christoph Jacob Faulhaber (1772–1842), provided it with a new, contemporary interior which remained in place until 1898, when it was given to the Ulm Museum. After the Second World War, it was put to pharmaceutical use again in the war-ravaged Moor Pharmacy. There it remained until the 1950's, when it was set up in the German Pharmacy Museum. In previous centuries pharmacists had tried to make their dispensaries as impressive as possible by displaying colourful jars. The simple cherry-wood interior of the Ulm pharmacy, however, surprises us by concealing most of the jars from view. Only an oval plate with a restrained wreath design and simple black lettering reveals which preparation could be found behind each little door. Aside from the curved gable top the furniture is unadorned. The dispensary's clean lines avoid all antique-style ornamentation and already anticipate the Biedermeier style.

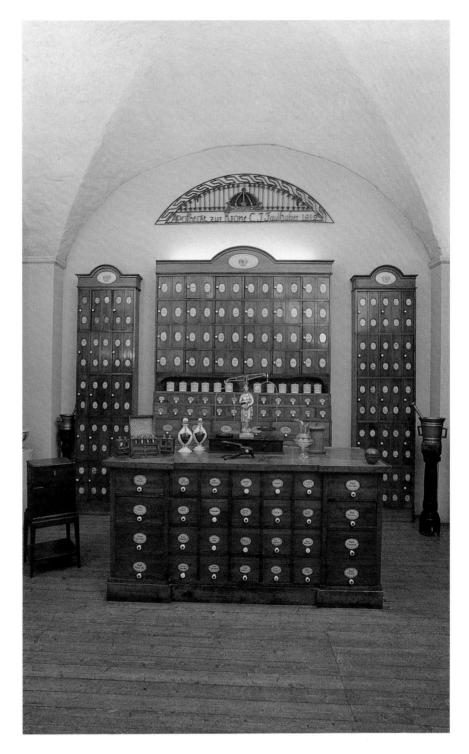

Portrait des Apothekers Christoph Jacob Faulhaber

Im gleichen Jahre 1812, in dem Faulhaber seine Ulmer Kron-Apotheke neu einrichtete, ließ er sich mit seinem Hund portraitieren. Mit Stolz zeigt sich hier ein wohlhabender Apotheker des frühen Biedermeier, dessen Apotheke einen guten Ruf weit über die Ulmer Stadtgrenzen hinaus besaß. Faulhaber hatte an verschiedenen Stationen seine pharmazeutische Ausbildung genossen, ehe er 1799 als letzter von der Reichsstadt Augsburg geprüfter Apotheker die Kron-Apotheke übernahm. Zehn Jahre vor seinem Tod übergab er die Apotheke seinem Neffen Gustav Leube, da seine Ehe kinderlos geblieben war.

Portrait of the Pharmacist Christoph Jacob Faulhaber

In 1812, the same year that Faulhaber redecorated his Crown Pharmacy in Ulm, he had his portrait painted with his dog. The picture shows us a proud and prosperous pharmacist of the early Biedermeier period whose pharmacy's good reputation extended beyond the city boundaries of Ulm. Faulhaber's pharmaceutical training took him to various locations before he took over the Crown Pharmacy in 1812 as the last pharmacist to be examined by the imperial city of Augsburg. Ten years before his death, Faulhaber turned the pharmacy over to his nephew, Gustav Leube, because his marriage had remained childless.

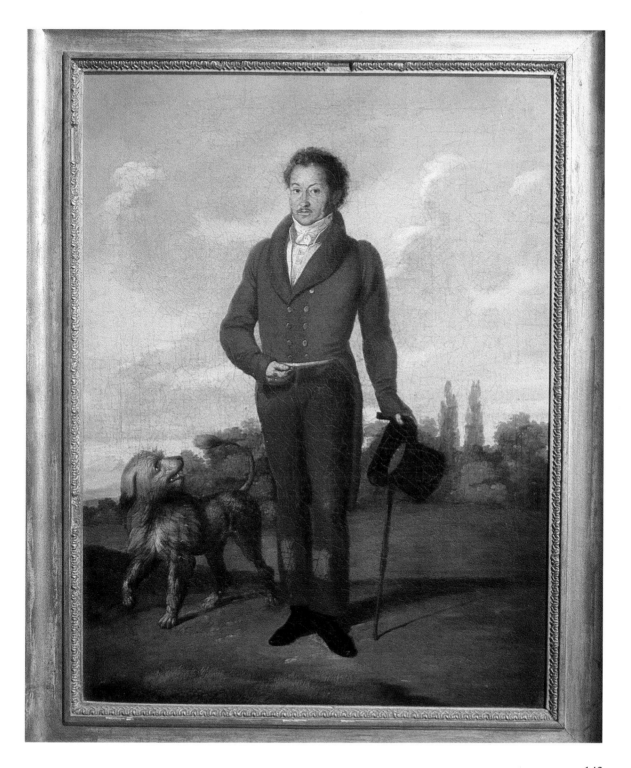

143

Doebereinersches Feuerzeug

Die Zündmaschine des Jenaer Apothekers Johann Wolfgang Doebereiner (1780–1849) kann als Vorläufer unserer Feuerzeuge angesehen werden. Als einfacher Apotheker erhielt Doebereiner 1818 einen Ruf auf den außerordentlichen Lehrstuhl für Chemie an der Universität Jena. Der dort bald zum Ordinarius Ernannte, der mit Goethe eng bekannt war, schrieb zahlreiche Lehrbücher der Chemie und entdeckte die Katalyse, die er in seinem Feuerzeug nutzbar machte. Doebereinersche Feuerzeuge finden sich in mannigfachen Ausfertigungen. Dieses Stück aus der Zeit um 1840 ist mit einer „altdeutschen" Szene bemalt: Zwei Frauen sitzen vor einem Kamin und vor ihnen steht auf einem Stuhl ein Becken mit Wasser, in dem eine Kerze und ein Schiffchen schwimmen. Die Darstellung spielt damit auf die chemischen Experimente an, die damals auch von Frauen im Haushalt ausgeführt werden konnten.

Doebereiner's Lighter

The igniter developed by the Jena pharmacist Johann Wolfgang Doebereiner (1780–1849) can be regarded as the forerunner of today's lighters. Although only a simple pharmacist, Doebereiner was called to instruct chemistry at the University of Jena in 1818. Soon he became a full professor there, was on familiar terms with the great poet Goethe, wrote numerous chemistry textbooks and discovered catalysis, which he put to work in his lighter. Doebereiner's lighters were made in a number of different forms. This piece from around 1840 is painted with an old German scene: two women are seated in front of a fireplace. On a chair in front of them is a tub of water in which a candle and a little boat are floating. The picture alludes to the chemical experiments of the time that could even be carried out by women in their homes.

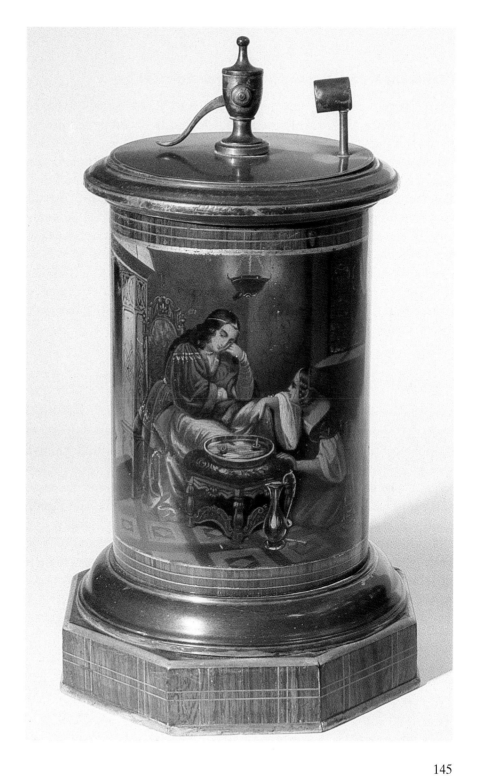

Glasflasche der Apotheke zum Schwarzen Adler in Eger

Erstklassige Glasgefäße fertigten die Glashütten Böhmens, wie es die Gläser belegen, die zu Anfang des 19. Jahrhunderts von dem Apotheker Franz Tachezy für seine Apotheke in Eger bezogen wurden. Dieses Weithalsglas besitzt einen Schliffstopfen und einen eiförmigen, von einem Kranz umgebenen Schild, der in Grisaillemalerei ausgeführt ist. Das Gefäß enthielt Crocus Austriac(us), die beste Safransorte, die aus Österreich kam und bei Sankt Pölten angebaut wurde. 1823 besuchte Goethe bei einem kurzen Aufenthalt in Eger die Apotheke des Magisters Tachezy, mit dem ihn meteorologische Interessen verbanden. Sein Tagebuch meldet: „War in der Apotheke mit John, nach dem Barometer zu sehen". Die Gläser mit den Grisaillemalerei-Schildern standen damals in der Offizin, und so wird wohl der Blick des Olympiers auch auf sie gefallen sein.

Glass Bottle from the Black Eagle Pharmacy in Eger

The glassworks in Bohemia produced excellent wares, as exemplified by the jars purchased by pharmacist Franz Tachezy at the beginning of the 19th century for his pharmacy in Eger. This wide-mouthed jar has a ground-glass stopper and an egg-shaped panel in grisaile framed by a wreath. The jar contained "Crocus Austriac(us)", a premium Austrian saffron which was grown near Sankt Pölten. When Goethe paid Eger a short visit in 1823, he stopped by the pharmacy of Master Tachezy, with whom he shared an interest in meteorology. His diary entry reads, "Was in the pharmacy with John to look at the barometer." The jars with their grisaille labels already stood in the dispensary at that time, so they were surely noticed by the great poet.

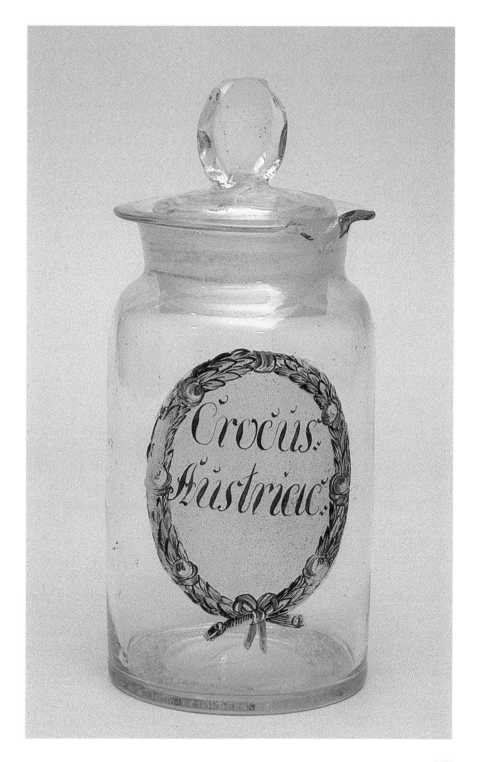

Hyalithglas des 19. Jahrhunderts

Auf die Entwicklung des Farbglases wirkte sich die Nacherfindung des Porzellans in Europa als hemmend aus, zumal Porzellan als Ausdruck des Vornehmen und Kostbaren galt. So suchte die Glasindustrie Porzellan durch Milchglas (sog. Beinglas) nachzuahmen, und deutsche Apotheker bevorzugten Milchglas als wohlfeilen Ersatz für das kostbare Porzellan. Die Verschleierung der charakteristischen Merkmale von Glas erreichten im Biedermeier ihren Höhepunkt, und auch das häufigere Auftreten von Hyalithgläsern in der Offizin war Ausdruck des Zeitgeschmacks. Nicht alle dunklen Gefäße können als reine Lichtschutzgläser verwendet worden sein; dagegen spricht der aufwendige Dekor mit Glanzvergoldung und naturalistisch ausgeführter Pflanzenpracht in zarten Muffelfarben. Um die Farben zum Leuchten zu bringen, mußte der Untergrund schwarz gehalten sein. Wenn er dann noch den Inhalt vor Licht schützte, war dies ein erwünschter Nebeneffekt.

Hyalith Glass Jar from the 19th Century

The reinvention of porcelain in Europe discouraged the development of coloured glass, especially since porcelain was felt to epitomize refinement and preciousness. This led the glass industry to try to imitate porcelain with milk-glass (the so-called bone glass). German pharmacists favoured milk-glass as an inexpensive substitute for the more costly porcelain. Such attempts to disguise the characteristic features of glass reached a peak in the Biedermeier period, when the more frequent appearance of Hyalith glass jars in the dispensary reflected the tastes of the times. Not all black glass jars can have been used solely to protect their contents against the light. The elaborate decoration with burnished gilding and the naturalistic depiction of a profusion of plants in soft muffle colours speak against such purely utilitarian considerations. Rather, for the colours to glow, the background had to be black. If the contents happened to be protected from the light at the same time, this was a welcome side effect.

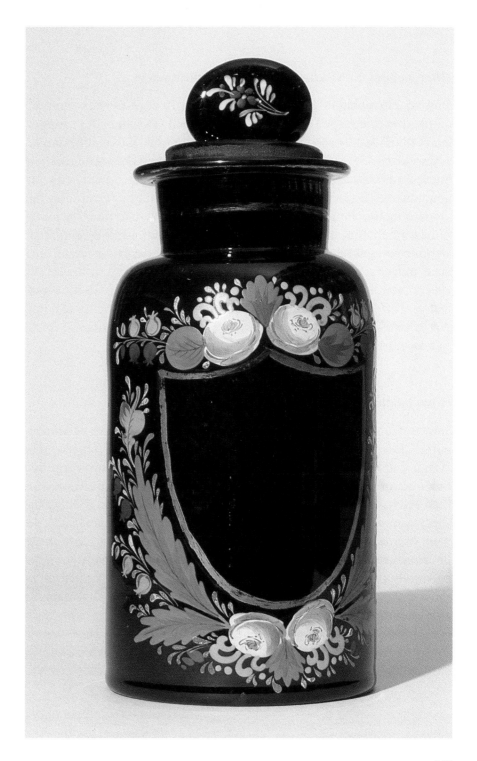

Homöopathische Taschenapotheke, 19. Jahrhundert

Samuel Hahnemann (1755–1843) war der Begründer der Homöopathie. In seinem 1810 erschienenen Lehrbuch „Organon der rationellen Heilkunde" sprach sich Hahnemann dafür aus, daß nicht Apotheker, sondern Ärzte die homöopathischen Arzneimittl herstellen sollten. Diese Empfehlung führte zu einer heftigen Kontroverse zwischen Hahnemann und den Leipziger Apothekern, die letztlich zur Gründung der „Homöopathischen Central-Apotheke" in Leipzig führte. Um jederzeit homöopathisch, das heißt, nach dem Prinzip „similia similibus" (Ähnliches heilt Ähnliches) heilen zu können, führten viele Ärzte, aber auch mancher Laie kleine Taschenapotheken mit sich, in denen die wichtigsten homöopathischen Arzneimittel zusammengestellt waren. Dabei griff man meistens auf die als „Globuli" bezeichneten, mit Arzneistoffen bestreuten Zuckerkügelchen zurück, die ebenso leicht zu transportieren wie einzunehmen waren.

Homeopathic Pocket Medicine Kit, 19th Century

Samuel Hahnemann (1755–1843) is regarded as the founder of homeopathy. In his textbook *Organon der rationellen Heilkunde*, the "Organon of Rational Medicine", from 1810, Hahnemann proposed that doctors should make up homeopathic remedies themselves rather than having pharmacists do it. This recommendation led to a heated controversy between Hahnemann and the Leipzig pharmacists, the fruit of which was the establishment of the Homeopathic Central Pharmacy in Leipzig. In order to be prepared at all times to heal homeopathically, that is, according to the principle of *similia similibus curantur* ("likes are cured by likes"), many doctors and even some laymen carried little pocket medicine kits with them. In these, the most common homeopathic remedies were assembled. Usually they were in the form of globules, little sugar pills sprinkled with drugs which were as easy to transport as they were to take.

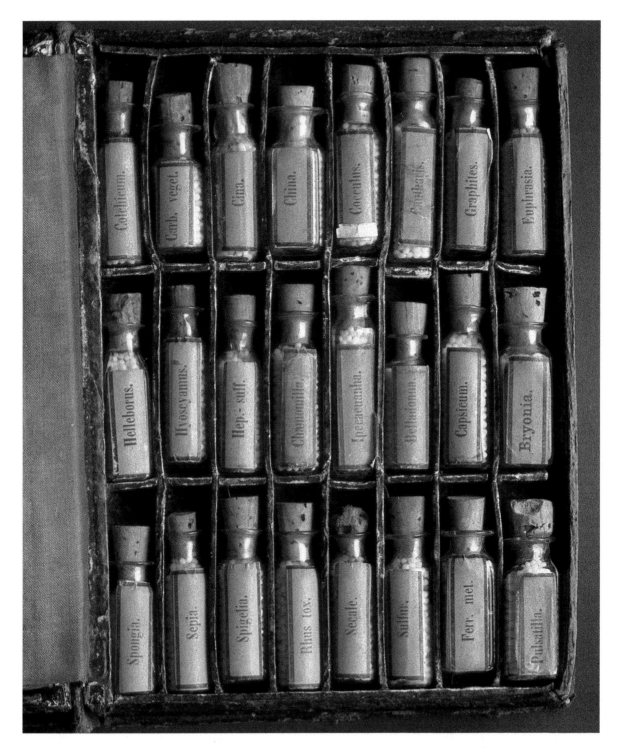

151

Votivtafel, 1860

Figürliche Dankgaben (lat. votivus – durch Gelübde geweiht), an die Götter für Genesung oder Errettung aus Gefahr waren bereits in der Antike gebräuchlich. Im christlichen Abendland begegnen bis heute Votivgaben, die in Form eines Körperteils aus verschiedensten Materialien in der Nähe von Heiligenfiguren oder Marienbildnissen aufgehängt werden. Demgegenüber stellen die Votivtafeln die Heilung selbst dar, wobei entweder der Schutzheilige, so der heilige Rochus oder der Heilige Sebastian oder die Mutter Gottes Aufnahme ins Bild finden. Die in einfacher Bauernmalerei und bunten Farben gehaltenen kleinen Werke wurden gleichfalls im Kircheninneren als Gelöbnis aufgehängt. Hier operiert der Chirurgus einen Kranken im Bett; auf dem nebenstehenden Tisch gewahrt man verschiedene Arzneiflaschen. Darüber steht die schützende Mutter Gottes mit Kind in der Mondsichel; der untere Text verweist auf eine glücklich ausgegangene Heilung.

Votive Tablet, 1860

Offerings to the gods in the form of statuettes (Latin *votivus* – relating to a vow) in thanks for deliverance from illness or danger were already customary in antiquity. In the Christian West, we still see votive gifts out of various materials in the form of body parts. These are hung up close to statues of saints or likenesses of the Virgin Mary. Votive tablets, on the other hand, depict the healing itself and include either the patron saint, for example St. Rochus or St. Sebastian, or the Mother of God in the picture. These little works of art with their bright colours and naive style were also hung up inside the church in fulfillment of a vow. On our tablet a surgeon is operating on a patient in bed. On the table next to the bed we see a variety of medicine bottles. Above, the Virgin Mary standing in the crescent moon with the Child Jesus watches over the invalid. The inscription at the bottom relates a happy recovery.

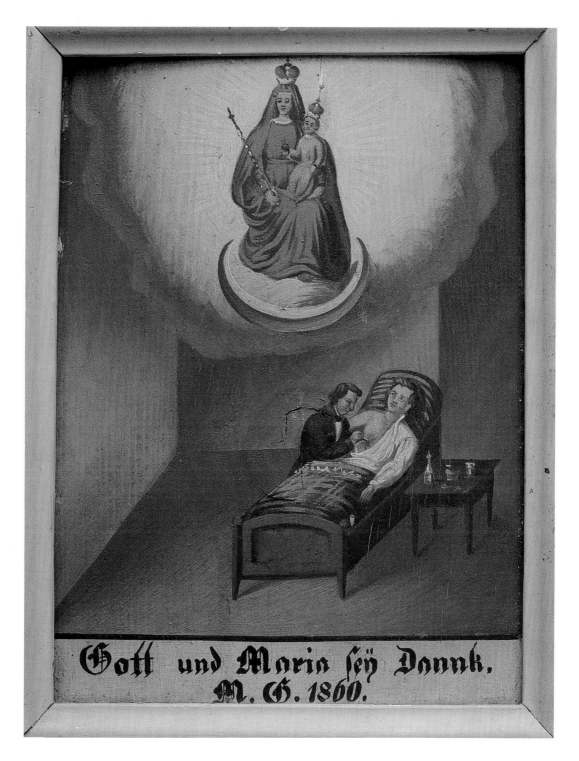

Gott und Maria seÿ Dannk.
M. G. 1860.

153

Standwaage, um 1875

Man kennt seit dem 17. Jahrhundert Standwaagen, die sich aus den Probierwaagen des 16. Jahrhunderts entwickelt hatten. Bei dem Standwaagen-Typus ist die Waage an einem Stativ befestigt; die Waagenzunge zeigt nach oben oder nach unten. Ihr Aufbau ermöglichte eine höhere Wägegenauigkeit als man sie mit Handwaagen erzielte. Die französische Standwaage im Besitz des Deutschen Apotheken-Museums besitzt einen quadratischen, mit Goldplinthe in Relief versehenen Porzellansockel, auf dessen Flächen Apothekenembleme gemalt sind. Der Porzellanbaluster auf dem Sockel wurde gleichfalls mit einer Schlange, die sich um einen Baum windet, bemalt. Auf dem Baluster befindet sich der Waagenträger aus Messing mit den Messingwaagebalken, die jeweils eine flache, runde Messingschale an Bügeln tragen. Die Schalen sind mit „1877 Chemin à Paris" gestempelt, was darauf verweist, daß diese Waage in Frankreich gefertigt wurde.

Table Balance, around 1875

Table balances appeared in the 17th century as a refinement of the assay balances of the 16th century. In the table balance, the scales are permanently mounted on a column and have a needle pointing up or down. Its set-up made it possible to weigh with greater accuracy than with hand scales. The French table balance owned by the German Pharmacy Museum has a square porcelain base with a gold plinth in relief. Pharmacy symbols are painted on the porcelain base, and the porcelain baluster on top of the base is painted with a snake coiled around a tree. On the baluster is a brass mount holding the brass balance beam with a flat, round brass scale pan on a bow at each end. The pans are stamped "1877 Chemin à Paris", indicating that this balance was made in France.

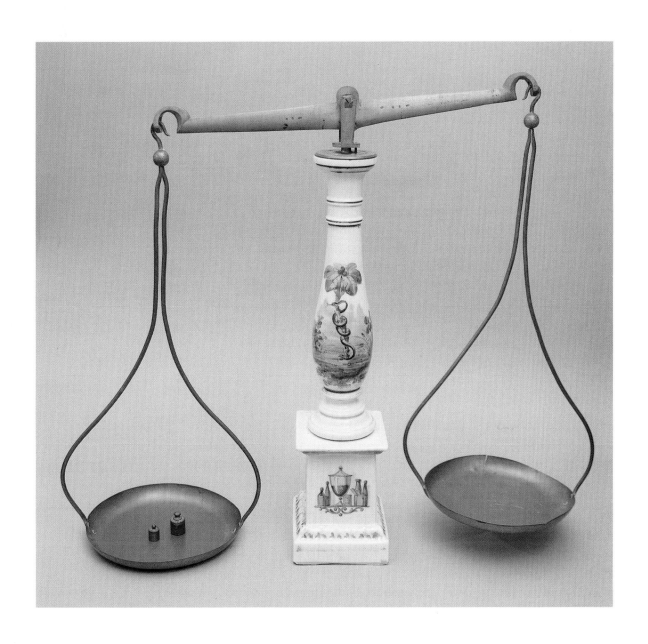

Französische Apothekengefäße aus Porzellan

Durch ihren kegelförmigen Deckel, den ein Knauf krönt, kennzeichnen sich diese zylindrischen Apothekentöpfe sogleich als französische Erzeugnisse. Die an Fuß und Mündung mit einem Goldrand geschmückten Stücke wurden um 1875 in Paris hergestellt. Die Arzneinamen umkränzen rechts zwei Arzneipflanzen, links ein Pelikan und ein Flamingo, die durch eine sumpfige Landschaft stolzieren. Das rechte Gefäß enthielt Drachenblut, das meist pulverisierte rote Harz des ostindischen Drachenbaumes, das als blutstillendes Mittel und intern gegen Speichelfluß und Durchfall angewendet wurde. Das linke Gefäß diente als Behältnis für die über lange Zeit hin viel verwendete neapolitanische Salbe, die berühmte graue Quecksilbersalbe, eine Verreibung von reinem Quecksilber in Schweinefett, die sowohl zu Einreibungen bei Lues als auch zur Vertilgung von Läusen Verwendung fand.

French Porcelain Apothecary Jars

The conical lids with knob handles identify these cylindrical apothecary jars as products of France. They are decorated with a gold border at the base and mouth and were made in Paris around 1875. On the right the name of the medicine is framed by two medicinal plants and on the left by a flamingo and a pelican stalking through a swampy landscape. The jar at the left contained dragon's blood, the red resin of the East Indian dracaena palm. Usually in powder form, it was used as a haematostatic and was taken internally against hypersalivation and diarrhoea. The jar at the right served to hold Neapolitan ointment, the famous grey mercury ointment which was a trituration of pure mercury in lard. For a long time it found widespread use as a liniment for lues and an external remedy for lice.

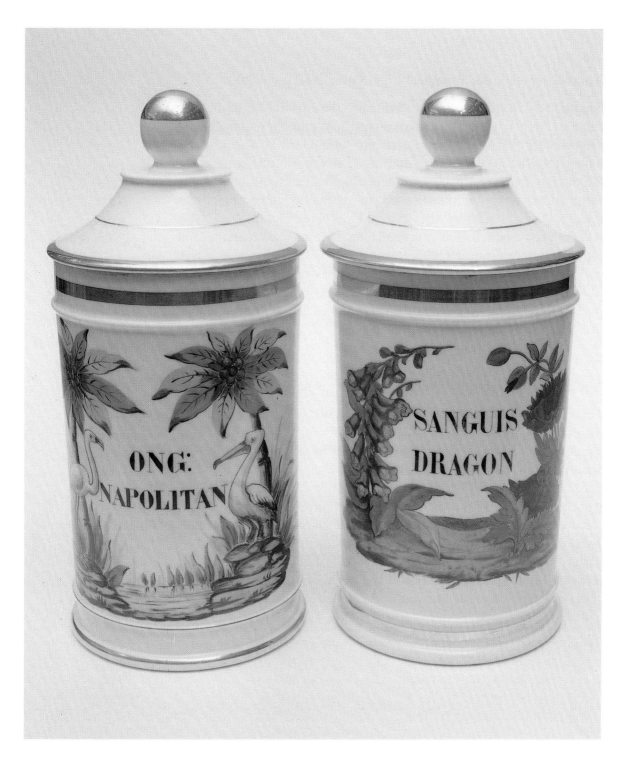

Apothekengefäße der Nymphenburger Porzellan-Manufaktur

Die in ihrer vornehmen Eleganz bestechenden Apothekentöpfe standen einst nicht in einer Apotheke, sie wurden vielmehr in der Zeit um 1900 von der Nymphenburger Porzellan-Manufaktur als Sonderanfertigung für eine Arztpraxis geschaffen. Das war allerdings nicht die Praxis eines einfachen Arztes, sondern eines von königlichem Geblüt, nämlich des als Arzt in München tätigen Prinz Ludwig Ferdinand von Bayern. Deshalb befindet sich auf dem Deckel der Gefäße die Krone. Auf dem von einem feinen Goldrand eingefaßten Gefäßkörper ist das Monogramm des Prinzen L F aufgetragen. Ein Goldrand zieht sich auch in eleganten Schwingungen um die Kartuschen, deren Aufschriften hier FLOR(ES) CHAMOM(ILLAE) = Kamillenblüten und PULV(IS) AEROPH(ORUS) LAXANS = Abführendes Brausepulver lauten. Das Museum besitzt elf dieser seltenen Gefäße.

Apothecary Jars from the Nymphenburg Porcelain Works

These strikingly elegant apothecary jars never stood in a pharmacy. Instead, they were made on order for a doctor's office by the Nymphenburg Porcelain Works around 1900. To be sure, this was not the practice of a simple physician, but one of royal blood, Prince Ludwig Ferdinand of Bavaria, who practised medicine in Munich. This is the reason for the crown on the jar lids. The prince's monogram, LF, is placed on the body of the jars, which were given a fine gold border. There is also an elegant swirling border in gold around the cartouches, which here read "FLOR(ES) CHAMOM(ILLAE)" – chamomile flowers – and "PULV(IS) AEROPH(ORUS) LAXANS" – laxative effervescent powder. The Museum owns eleven of these rare jars.

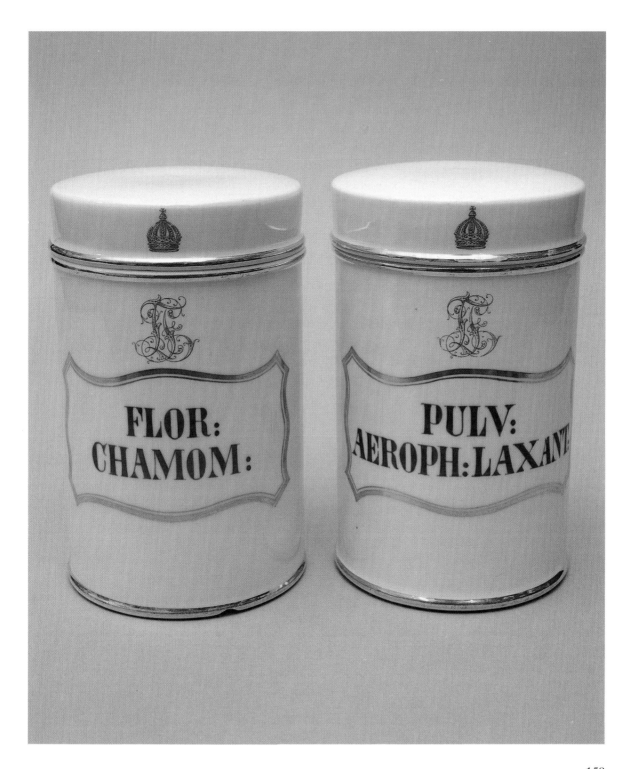

159

Jugendstilkachel mit der symbolischen Darstellung der „Arzeney"

Die polychrome Kachel zeigt die allegorische Darstellung der Hygieia mit ihren Attributen Schlange und Schale. Als Wappen führt die Göttin eine Flasche mit Anbindesignatur, um die sich wiederum eine Äskulapschlange windet. Die Inschrift „Arzeney" verweist darauf, daß diese Majolika aus der Zeit zwischen Historismus und Jugendstil (um 1900) wohl in einer deutschen Apotheke als Blickfang gezeigt wurde.

Art Nouveau Tile with Symbolic Depiction of "Medicine"

This multicoloured tile shows the allegorical depiction of Hygeia with her attributes, the serpent and bowl. As a solution to the allegory the goddess holds a bottle with a tag label and an Aesculapian snake coiled around it. The inscription "Arzeney" (medicine, drug) indicates that this majolica tile from the period between historicism and Art Nouveau (around 1900) was probably a display piece in a German pharmacy.

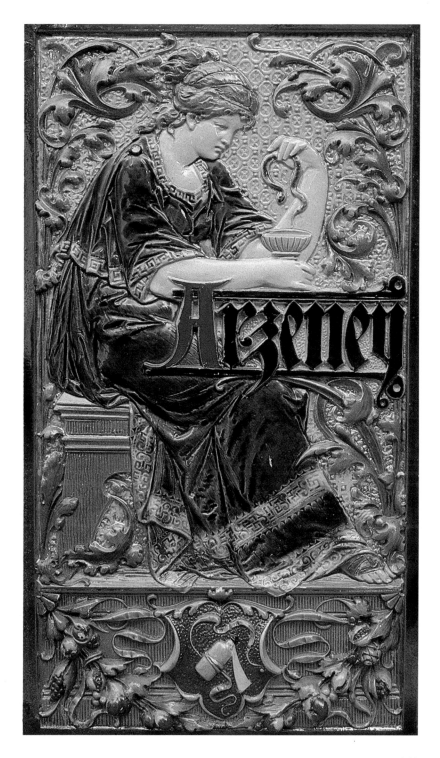

Kosmas und Damian-Medaillen von Anita Blum-Paulmichl

Unter den Künstlern der Medaille, deren Werk bleibende Bedeutung zukommen wird, nehmen die Arbeiten der Ahlener Medailleurin Anita Blum-Paulmichl einen besonderen Platz ein. Ihre Werke zeichnen sich durch die Harmonie zwischen Schrift und Figuren aus, wobei diese individuelle, naturalistische Züge verlieren. Die Betonung ihrer Wesensmerkmale und Gestik wirkt dafür umso stärker. Mehrfach griff die zutiefst religiöse Künstlerin das uralte Thema der Begnadung von Heilung und Heilenden auf, das des Ärztepaares Kosmas und Damian (siehe Seite 118 und 120). Sie wirken hier wie Figuren aus der antiken Tragödie, welche die sich ihnen aus dem Himmel zustreckende Hand Gottes zum Heilen erkürt. Kennzeichnend für die Heiligen erscheint einmal zwischen ihnen ein Sproß der Wegwarte, auf der anderen Medaille die Gefäßgruppe vor dem ihnen gewidmeten Quellheiligtum in dem winzigen Südtiroler Dörfchen Flutsch bei Laatsch. Die Künstlerin schuf die Medaillen 1968 und 1976.

Cosmas and Damian Medals by Anita Blum-Paulmichel

Among those artists engraving medals with lasting artistic value, the Ahlen medallist Anita Blum-Paulmichel occupies a special place. Her works are characterized by a harmony between inscription and figures. As the individual, naturalistic features of the figures recede into the background, their inner nature and gestures are emphasized. The deeply religious artist has repeatedly treated the ancient topic of the blessing of healing and healed, the theme of Cosmas and Damian (see p. 118 and 120). Here they seem like figures from an antique tragedy anointed to healing by the hand of God stretching down from the heavens. The saints are characterized on one medal by a shoot of chicory growing between them, on the other by the group of jars in front of their shrine at the spring in the tiny South Tyrolean village of Flutsch near Laatsch. The artist created these medals in 1968 and 1976.

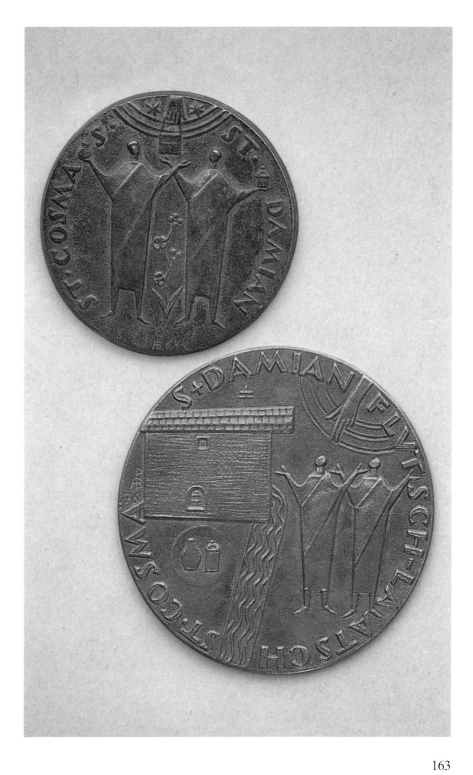

Weiterführende Literatur

Caesar, Wolfgang und Wolfgang Götz [Bearb.]: Johann Bartholomäus Trommsdorf (1770–1837) und die Pharmazie der Goethezeit. Heidelberg 1987. [Kataloge des Deutschen Apotheken-Museums Heidelberg].

Caesar, Wolfgang: Ein altes Werbeschild aus der Stadtapotheke Füssen. In: Mitteilungen aus dem Deutschen Apotheken-Museum im Heidelberger Schloß 2 (1987), S. 46–47.

–: Zwei Lehr- und Gehilfenbriefe aus dem 17. Jahrhundert im Deutschen Apotheken-Museum. In: Pharmazeutische Zeitung 130 (1985), S. 2866–2869.

Crellin, J. K.: Medical Ceramics in the Wellcome Institute. Bd. 1. London 1969.

Donatone, Guido: Maioliche napoletane della spezieria aragonese di Castelnuovo. Napoli 1970.

Drey, Rudolf E. A.: Apothecary jars, Pharmaceutical Pottery and Porcelain in Europe and the East (1150–1850). London 1978.

Dube, Wolf-Dieter: Süddeutsche Bronzemörser. Diss. phil. Göttingen 1961.

Ferchl, Fritz: Zur Geschichte der Apothekenwaage. In: Zur Geschichte der Deutschen Apotheke. Geschichtlicher Beitrag der Deutschen Apotheker-Zeitung 7–8 (1936), S. 25–32.

Fourest, Henry-Pierre: Les Pots de pharmacie. 2 Bde. Paris 1981.

Ganzinger, Kurt: Zur Geschichte des Apothekenstandgefäßes. In: Deutsche Apotheker-Zeitung 99 (1959), S. 287–288.

Giacomotti, Jeanne: Catalogue des majoliques des musées nationaux. Paris 1974.

Hausmann, Tjark: Majolika. Spanische und italienische Keramik vom 14. bis zum 18. Jahrhundert. Berlin 1972.

Hein, Wolfgang-Hagen: Emailmalereigläser aus deutschen Apotheken. Frankfurt/Main 1972. [Monographien zur pharmazeutischen Kulturgeschichte 1].

– [Hrsg.]: Apotheker-Kalender. Stuttgart 1978–1992.

– und Wolf-Dieter Müller-Jahncke: Neue Schätze im Deutschen Apotheken-Museum – Die Sammlung Dr. Fritz Wartenberg. In: Pharmazeutische Zeitung 47 (1987), S. 2996–2998.

– und Dirk Arnold Wittop Koning: Deutsche Apotheken-Fayencen. Frankfurt/Main 1972. [Monographien zur pharmazeutischen Kulturgeschichte, 5].

Hömberg, Wolfgang: Der norddeutsche Bronzemörser im Zeitalter von Gotik und Renaissance. Stuttgart 1983. [Quellen und Studien zur Geschichte der Pharmazie, 23].

Kranzfelder, Ursula: Zur Geschichte der Apothekenabgabe- und Standgefäße aus keramischen Materialien unter besonderer Berücksichtigung der Verhältnisse in Süddeutschland vom 18. bis zum beginnenden 20. Jahrhundert. Diss. rer. nat. München 1982.

Lappe, Ulrich: Arnstädter Fayencen und anderes Töpfergeschirr. Arnstadt 1984.

Lehrzeugnis für Johann Heinrich Link 1754 (Privatsammlung Pharmazierat Dr. Luckenbach, Heidelberg). In: Zur Geschichte der Pharmazie. Geschichtsbeilage der Deutschen Apotheker-Zeitung 17 (1965), S. 9.

Luckenbach, Werner: Deutsches Apotheken-Museum im Heidelberger Schloß. [Führer bearb. v. Wolf-Dieter Müller-Jahncke]. Frankfurt/Main 1991.

Mez-Mangold, Lydia: Apotheken-Keramik-Sammlung ‹Roche›. Basel 1990.

Mittasch, Alwin: Döbereiner, Goethe und die Katalyse. Stuttgart 1951.

Müller-Jahncke, Wolf-Dieter: Apotheker-Bildnisse auf Medaillen und Plaketten. I. Deutschsprachiger Raum. Stuttgart 1980. [Veröffentlichungen der Internationalen Gesellschaft für Geschichte der Pharmazie e. V., N. F. 48].

–: The German Pharmacy-Museum. The Eichstätt Bronze Mortar from 1605. In: Drugs made in Germany 32 (1989), S. 24.

Pfeiffer, Gerhard: Technologische Entwicklung von Destilliergeräten vom Spätmittelalter bis zur Neuzeit. Diss. rer. nat. Regensburg 1986.

Piners, Walter: Haus- und Reiseapotheken. In: Zur Geschichte der Pharmazie. Geschichtsbeilage der Deutschen Apotheker-Zeitung, 4 (1954), S. 21–27.

Schelenz, Hermann: Zur Geschichte der pharmazeutischen Destilliergeräte. Miltitz 1911.

Schouten, J.: de slangestaf van asklepios, symbool der geneeskunde. Amsterdam o. J.

Schwarz, Holm-Dietmar: Das Nürnberger Apothekergewicht. In: Deutsche Apotheker-Zeitung 212 (1981), S. 99–105.

Snyder, Geerto: Wägen und Waagen. Ingelheim 1957.

Stemper, Annelies: Zur Geschichte des Schongauer Apotheker-Schrankes. In: Pharmazeutische Zeitung 102 (1958), S. 1341–1346.

Strauss, Konrad: Keramikgefäße, insbesondere Fayencegefäße und Tafelbilder der deutschen und niederländischen Schule des 15. und 16. Jahrhunderts. In: Kermaik-Freunde der Schweiz 84 (1972), S. 3–41.

Wasilewski, Andreas: Heilkunst im Spiegel von Apothekenstandgefäßen und ihren Signaturen. Blaustein 1991.

Wilson, Timothy: Ceramic art of the Italien Renaissance. London 1987.

Wittop Koning, Dirk Arnold: Bronzemörser. Frankfurt/Main 1975. [Monographien zur pharmazeutischen Kulturgeschichte, 4].

–: Apothekerpotten uit den Nederlanden. Utrecht 1991.